Karl Buchleitner
Der Kampf um die Biologische Medizin

Der Kampf um die Biologische Medizin

Dr. med. Karl Buchleitner

Karl F. Haug Verlag • Heidelberg

CIP-Titelaufnahme der Deutschen Bibliothek

Buchleitner, Karl:
Der Kampf um die Biologische Medizin / von Karl Buchleitner. – Heidelberg : Haug, 1990
   ISBN 3-7760-1144-0

Titel-Nr. 2144 · ISBN 3–7760–1144–0

Satz und Konvertierung: Profigraph KG, 6720 Speyer

Druck: Progressdruck GmbH, 6720 Speyer

Inhalt

1. DER KAMPF
UM DIE BIOLOGISCHE MEDIZIN

Der Kampf um Entscheidungsfreiheit von Arzt und Patient
Der Kampf um unsere Grundrechte

Siegt der Wissenschaftsdogmatismus ?
Wird die Medizin verstaatlicht und die Therapie vom Arbeitsminister bestimmt?
Kommt die Nivellierung durch den EG-Binnenmarkt?

In der nächsten Zeit werden Entscheidungen fallen, die die gesamte Medizin auf Jahrzehnte hinaus festlegen werden. Eine zum Teil jahrhundertealte Auseinandersetzung kumuliert. Die Gefahr für eine freie Entwicklung der Medizin, aber auch die Beseitigung der Therapiefreiheit des Arztes und der freien Therapiewahl durch den Patienten droht von zwei Seiten: dem Wissenschaftsdogmatismus und der staatlichen Omnipotenz. Nachdem immer mehr Ärzte dazu übergehen, naturheilkundliche Verfahren anzuwenden - obwohl diese an den Universitäten nicht gelehrt werden -, nachdem über zwei Drittel der Patienten mit naturheilkundlichen Methoden behandelt zu werden wünschen, droht jetzt das Ende der Biologischen Medizin durch einen staatlichen Machtanspruch. Konzentriert erleben wir in diesen Jahren einen Angriff auf die Biologische Medizin, der aber eigentlich beispielhaft ist für den Angriff auf die Freiheit der Persönlichkeit, wie er für unser Jahrhundert in zunehmendem Maße charakteristisch ist. Die Angriffe verbergen sich hinter schön klingenden Schlagworten wie: „Keine unwirksamen Arzneimittel", „Kostendämpfung im Gesundheitswesen", „Harmonisierung im EG-Bereich". Dabei liegt allen Bestrebungen der Wille zugrunde, die Bürger zu bevormunden. So erklärte im Europäischen Parlament in Straßburg Herr Marin im Namen der EG-Kommission 1987 auf eine Anfrage zu den Naturheilmitteln: „... außerdem deutet derzeit in der medizinischen Fachliteratur nichts darauf hin, daß Alternativheilmittel wirksamer sind als Placebos. Die Krankheitskosten werden in den Mitgliedsstaaten von der sozialen Sicherheit, d.h. von der Gemeinschaft der Bürger getragen, die das Recht haben, zu fordern, daß erstattete Behandlungen eine öffentlich anerkannte Wirksamkeit haben." Man sieht, die EG-Kommission weiß, was den Bürgern guttut, sie weiß auch, was die Bürger wollen und vor allem weiß sie, was die Bürger wollen sollen. Man fragt sich, was mehr Staunen erregen sollte: Die Anmaßung, mit der man sich zum Sprecher der „Gemeinschaft der Bürger" macht, oder die Heuchelei, mit der vorgetäuscht wird, daß man eigentlich weiß, was für den Bürger gut ist. Wir erleben in der Medizin – wie in einem Brennpunkt – das abendländische Schicksal der letzten 150 Jahre. Das naturwissenschaftliche Zeitalter hat den Menschen das Selbstbewußtsein gebracht. Es brachte jedoch die Gefahr der Ideologisierung und einer sich verselbständigen Wissenschaft und Technik. Lange Zeit blieben noch Freiräume für Initiativen. Mit Ablauf unseres Jahrhunderts droht jedoch - auf allen Lebensgebieten! - eine zunehmende Reglementierung und Bürokratisierung. So soll nicht mehr der Arzt die Wirksamkeit seiner Mittel beurteilen - oder gar der Patient, - sondern der Arbeitsminister oder die EG-Kommission entscheidet, welche Mittel der Arzt verordnen muß und welche damit für den Patienten gut sind. Bekanntlich tendiert jede Bürokratie zum Wachstum. Unsere Bürokratien vermehren sich weitaus schneller als das Bruttosozialprodukt. Sie drohen damit alle Lebensgebiete zu überwuchern. Das Strukturreformgesetz im Gesundheitswesen bietet dafür ein anschauliches Beispiel. Es steht im Widerspruch zum

Zweiten Arzneimittelgesetz, das insofern eine Sternstunde in der Gesetzgebung bedeutete, als wissenschaftliche und staatliche Totalitätsansprüche zurückgewiesen wurden, indem der Bundestag einstimmig den Pluralismus der Medizin bestätigte. Der gesundheitspolitische Ausschuß ergänzte das Gesetz mit folgender Feststellung: „Nach einmütiger Auffassung des Ausschusses kann und darf es nicht Aufgabe des Gesetzgebers sein, durch die einseitige Festlegung bestimmter Methoden für den Nachweis der Wirksamkeit eines Arzneimittels, eine der miteinander konkurrierenden Therapierichtungen in den Rang eines allgemein verbindlichen „Standes der wissenschaftlichen Erkenntnisse" und damit zum ausschließlichen Maßstab für die Zulassung eines Arzneimittels zu erheben. Der Ausschuß hat sich vielmehr bei der Beschlußfassung über die Zulassungsvorschriften, insbesondere bei der Ausgestaltung der Anforderungen an den Wirksamkeitsnachweis, von der politischen Zielsetzung leiten lassen, daß sich im Zulassungsbereich der in der Arzneimitteltherapie vorhandene Wissenschaftspluralismus deutlich widerspiegeln muß." Dazu schreibt H.H. Vogel in „Fragen der Freiheit", Heft 190: „Den Politikern ist damit klar geworden, daß es stets eine weltanschauliche Frage ist, welche Bedeutung man dem Krankheitsgeschehen beimißt und was man unter Heilung verstehen will. In einem Land, das die Würde des Menschen, ihre Achtung und ihren Schutz dem Rechtsstaat anvertraut, ja ihm zur Aufgabe macht, daß die freie Entfaltung der Persönlichkeit und die kulturellen Freiheitsrechte in seiner Verfassung verankert sind, sind alle Fragen, die den Menschen selbst betreffen, in seine persönliche autonome Gewissensentscheidung gestellt. Es ist damit ein Ordnungsprinzip erstmalig bewußt in einem Gesetzgebungsverfahren berücksichtigt, das der Idee der Dreigliederung des sozialen Organismus, wie es in dieser Form von Rudolf Steiner zum ersten Mal formuliert wurde, voll entspricht. Die Entscheidung über Krankheit und Heilung wurde dorthin zurückgegeben, wo sie ihren Ursprung hat: in den persönlichen und sozialen Schicksalsumkreis des einzelnen Menschen. Er übernimmt die Verantwortung über sich selbst. Sie ist wesentlicher Teil seines Selbstbestimmungsrechtes. Dieses Selbstbestimmungsrecht hat die anerkennende Einsichtsfähigkeit des Menschen in seinen eigenen Lebensfragen zur Voraussetzung. Dem eigenen Denken und dem eigenen Erkenntnisstreben kommt damit eine zentrale Bedeutung in der Lebens- und Schicksalsgestaltung des Menschen zu." Damit wird deutlich, daß es in diesen Jahren um mehr geht als um die Erhaltung bestimmter Interessen oder einzelner Therapierichtungen: Es geht um die persönliche Freiheit, die gefährdet ist durch dogmatische, bürokratische und staatliche Machtansprüche, wenn diese sich auch hinter noch so wohlklingenden Schlagworten verbergen.

Der Wissenschaftsdogmatismus

Seit der berühmten Rede von Rudolf Virchow am 3.5.1845 hat sich die offizielle Medizin einer materialistischen Wissenschaft verschrieben. Virchow sagte damals: „Die neueste Medizin hat ihre Anschauungsweise als die Mechanische, ihr Ziel als die Feststellung einer Physik der Organismen definiert. Sie hat nachgewiesen, daß Leben nur ein Ausdruck für die Summe von Erscheinungen ist, deren jede Einzelne nach den gewöhnlichen physikalischen und chemischen, d.h. mechanischen Gesetzen vonstatten geht." Die offizielle Medizin hat sich seither in zunehmendem Maße dieser Forderung gefügt. Der Heidelberger Medizinhistoriker Schipperges spricht von einem „Einbruch der Naturwissenschaft in die Medizin". Und der Physiker A.M. Klaus Müller schreibt in seinem Buch „Die präparierte Zeit - der Mensch in der Krise seiner eigenen Zielsetzungen": „Die Medizin ist vom naturwissenschaftlichen Weltbild dieser Zeit, das eine materialistische Totalität besaß, überwältigt worden und hat sich die grundlegenden Fragestellungen von der auf die Physik und die Chemie aufbauenden Denkweise vorschreiben lassen. Diese Entwicklung ist bis heute von der Medizin kaum durchschaut." Zur Zeit erleben wir einen Angriff von dogmatischen Wissenschaftlern, die einen reduzierten Wissenschaftsbegriff für die Medizin verbindlich machen wollen. Hier geht es letzten Endes um die Auseinandersetzung zwischen Heilkunst und Wissenschaft oder wie Toellner (Münster) es ausdrückt, zwischen dem Arzt als selbständig entscheidender Persönlichkeit und dem Arzt als Wissenschaftsfunktionär. „Es gibt eine wissenschaftsimmanente Tendenz, die das tradierte Arztbild ganz zum Verschwinden bringen will. Es gibt eine, die ärztliche Kunst ausklammernde Verwissenschaftlichung der Medizin, die den Arzt, einst Inbegriff für den Beherrscher der ärztlichen Kunst, zum Anwender von Wissenschaft machen will, zum Techniker im modernen Sinn des Wortes." Zur Zeit versucht eine Gruppe - vorwiegend Pharmakologen - ihre Auffassung von Therapie für die gesamte Medizin durchzusetzen. Auf der Strecke bleiben sämtliche Therapieformen, die nicht kausal vordergründig vorgehen (Homöopathie, Anthroposophische Medizin, Akupunktur usw.). Im Grunde werden alle therapeutischen Methoden, die wir der „Ganzheitsmedizin" oder der „Regulationstherapie" zuordnen können, als unwissenschaftlich bezeichnet und damit diskriminiert. Der Ruf nach dem Staat, der diese Mittel endgültig beseitigen soll, wird laut. Dabei wird übersehen, daß diese Forderung nach „Wissenschaftlichkeit" unwissenschaftlich ist; denn Wissenschaft hat sich nach dem Gegenstand zu richten. Im Fall der Medizin ist der Gegenstand der belebte, durchseelte und durchgeistigte Mensch und kann mit den reduzierten Begriffen der Naturwissenschaft nicht erfaßt werden, wie auch Herbert Hensel (Marburg) formulierte: „Naturwissenschaft kann nur Hilfswissenschaft der Medizin sein." Andererseits erleben wir in zunehmendem Maße den Eingriff staatlicher und para-staatlicher Stellen in die Therapie (z.B. Krankenkassen). Der Augsburger Staatsrechtler Suhr nimmt zur Frage der Wissenschaftlichkeit Stellung: „Die Schulmedizin beansprucht für sich, dem Maßstab der Wissenschaftlichkeit zu genügen. Diese Selbsteinschätzung mag auch weitgehend richtig sein, wenn und soweit man von einem naiven, vorsystemischen und insoweit ergänzungsbedürftigen naturwissenschaftlichen Verständnis ausgeht, dessen Idealtyp die klassische Physik bildete. ‚Wissenschaft‘ heute hat es aber auch mit hochkomplexen und intensiv vernetzten ‚Systemen‘ zu tun. In diesen Systemen lassen sich zwar bei bestimmten Problemen nach wie vor bestimmte, eng eingegrenzte Zusammenhänge zwischen Ursachen und Wirkungen betrachten und erforschen, aber ‚Leben‘ und ‚Gesundheit‘ von biologischen Systemen in ihrem Zusammenhang verlangen systematische Ansätze. Solche Ansätze sind leider erst sehr wenig entwickelt. Und sie weichen zum Teil weit ab von den zum Teil recht illusionären Idealen, die man in Politik und Verwaltung mit dem Stichwort ‚Schulmedizin‘, im positiven Sinne verstanden, noch immer verbindet...

Die Kategorie ‚Schulmedizin‘ selbst also muß in bezug auf ihre eigene Wissenschaftlichkeit insoweit in Frage gestellt werden, wie sie sich nicht selbst der systemtheoretischen Aufklärung stellt und Rechenschaft darüber ablegt, daß und inwiefern sie den Menschen und seine ökologische und zivilisatorische Umwelt als ein hochkomplexes System begreift, dessen Wirkungsgefüge in sich selbst und im Verhältnis zur Umwelt intensiv mit anderen Wirkungsgefügen vernetzt ist. Die systemtheoretische Aufklärung der Wissenschaft bedeutet auch, daß man sich nicht im Glauben an ein epochal vereinseitigendes Paradigma über die Komplexität der eigenen Materie hinwegtäuscht und anderen, die auf eine intuitive oder systemisch sehr bewußte Art und Weise eine wirklichkeits-angemessene Form des Erkennens und Handelns suchen, pauschal Unwissenschaftlichkeit und damit Stümperhaftigkeit und Scharlatanerie vorwirft. Wichtige Einsichten zum Thema Mensch, Leben und Gesundheit, die heute allmählich wieder anerkannt werden, mußten und müssen sich zum Beispiel im akademischen Bereich mühsam gegen das vereinseitigte, verengte und dogmatisierte Paradigma der Schulmedizin und ihrer Anhänger durchsetzen... Man darf deshalb heute, wenn es um die Wissenschaftlichkeit der naturmedizinischen Verfahren geht, nicht nur nach der angeblich fehlenden Wissenschaftlichkeit dieser Verfahren fragen. Man muß vielmehr in mindest gleichem Umfang sich Gedanken darüber machen, daß die angeblich so wissenschaftliche Schulmedizin auch dogmatische Charakterzüge hat, die alles andere als ‚wissenschaftlich‘ sind und die einer Weiterentwicklung der Medizin im Sinne einer systemisch aufgeklärten Wissenschaft im Wege stehen. Schon die Bezeichnung ‚Schul(!)medizin‘ ist ein geradezu programmatisches Eingeständnis des schulenhaft-dogmatischen Charakters. Das gilt vor allem für die Vorstellungen von ‚Schulmedizin‘ nicht in den Köpfen der medizinischen Wissenschaftler selbst, sondern der Verwaltungsbeamten in den Apparaten der Gesundheits- und Krankheitskostenverwaltung, für die die Welt in Ordnung ist, wenn irgendetwas schulmedizinisch ‚nachgewiesen‘ werde.“

Trotzdem beansprucht die offizielle Medizin immer noch die Bezeichnung „wissenschaftlich“ und wertet alle Heilverfahren ab, die nicht ihrem reduzierten Wissenschaftsverständnis entsprechen. So erklärt die „Deutsche Forschungsgemeinschaft“ auf eine Anfrage des Bundestagsausschusses für Forschung und Technologie über den Stand der akademischen Diskussion zur Natur- und Er-

fahrungsmedizin: „Eine einheitliche akademische Diskussion hierzu gibt es nicht. In einigen medizinischen Fakultäten wurde sie anläßlich der Angebote bzw. Anfragen zur Errichtung von Lehrstühlen für Homöopathie geführt, die jedoch, soweit bekannt, abgelehnt wurden, unter anderem, weil sie sich nicht mit dem durch die Hochschulgesetze festgelegten Auftrag zur Vermittlung wissenschaftlicher Erkenntnisse decken würden. So enthält zum Beispiel Artikel 2 BayHSchG den gesetzlichen Auftrag an die Hochschulen, ‚auf eine berufliche Tätigkeit vorzubereiten, welche die Anwendung wissenschaftlicher Erkenntnisse und Methoden erfordert'. Sie stellt auch die Forderung nach Wissenschaftlichkeit auf. Um ein Heilverfahren als wissenschaftlich begründet anzuerkennen, sind folgende Kriterien zu fordern:
- Reproduzierbarkeit und intersubjektive Nachprüfbarkeit der therapeutischen Beobachtungen und, wenn notwendig, experimentelle Bestätigung der hieraus abgeleiteten Hypothesen und Theorien
- Statistische Sicherung der therapeutischen Wirkungen anhand kontrollierter Studien oder von Einzelfallanalysen mit dem Ziel, ihrer Übertragbarkeit in allgemeine Therapieempfehlungen nach Möglichkeit methodisch gesicherte Aufklärung des Wirkungsmechanismus auf verschiedenen Ebenen."
Diese Forderungen sind im Prinzip richtig, sie werden jedoch von den Wissenschaftsdogmatikern im materialistischen Sinne ausgelegt. Es werden unmittelbar einsehbare Wirkungen verlangt, damit können aber nur vordergründige Daten erfaßt werden. Es wird der Unterschied von Wirkung und Wirksamkeit vernachlässigt. Die Wirkung bezieht sich auf jederzeit meßbare Daten wie Blutdruck, Blutzucker, Körpertemperatur und alle labormäßig erfaßbare Daten. Die Wirksamkeit hingegen ist die Summe der Reaktionen des Organismus auf Reize, seien es Arzneimittel oder äußere Anwendungen. Die Wirk-

samkeit ist natürlich nicht im gleichen Sinn reproduzierbar wie die Wirkung. Die einseitig ausgelegte Forderung der Deutschen Forschungsgemeinschaft würde somit sämtliche Reaktionen des Organismus ausschließen und die Medizin - wie gehabt - auf chemisch-physikalisch Meßbares reduzieren. Dazu der frühere Pharmakologe am Bundesgesundheitsamt, Günter Stille, im Deutschen Ärzteblatt 6/82: „Um zu reproduzierbaren, überprüfbaren und dokumentierbaren Ergebnissen in der Arzneimittelprüfung zu kommen, reduziert die Wissenschaft die Kriterien auf eine übersehbare Zahl - manchmal sogar auf ein einziges Symptom." Man formuliert also Wirksamkeit nur im Hinblick auf bestimmte Teilaspekte, die natürlich jeweils vom Krankheitsverständnis des zu prüfenden Arztes oder besser noch, seiner Schule her, geprägt ist. Wir zerlegen das Gesamtbild in Ausschnitte, die immer nur Indikatoren für eine Krankheit sein können, die wir aber nicht mit der Krankheit gleichsetzen dürfen. Zu diesen Indikatoren gehören mit zunehmender Komplexität die subjektiven Beschwerden, die objektiven Symptome, das Ausbleiben von Komplikationen oder gar die Lebensdauer und sehr selten soziale Bewertungen für das Verhalten in der Familie und im Beruf. Jeder dieser Indikatoren hat einen bestimmten Wert innerhalb der Gesamtaussage Krankheit. So ist zum Beispiel der gemessene Blutdruck von hohem Aussagewert für das Krankheitsbild der essentiellen Hypertonie, aber er ist nicht die Krankheit selbst. Bei diesem Vorgehen hat der Meßwert nur Wahrscheinlichkeitscharakter für die Diagnose. Verwenden wir also den Blutdruck als Kriterium in einer Arzneimittelprüfung, müssen vorab einige grundsätzliche Fragen geklärt sein:

1. Welche Bedeutung hat die Höhe des Blutdruckes für den Verlauf des Krankheitsbildes der essentiellen Hypertonie? Beeinflußt seine Senkung den Verlauf des Leidens?
2. Welche Bedeutung hat die Höhe des Blutdruckes für

die Lebenserwartung?

3. Welche Bedeutung hat die Höhe des Blutdruckes für die Lebensqualität?

4. Welche Bedeutung hat die Höhe des Blutdruckes für die Erwerbstätigkeit? usw.

Erst wenn die Wissenschaft diese Fragen beantwortet hat, kann man entscheiden, ob der Blutdruckmeßwert als Erfolgskriterium bei der klinischen Prüfung von Arzneimitteln zu verwenden ist. Fragen zum Beispiel nach der Lebensqualität und der Erwerbsfähigkeit zeigen die Komplexität der Zusammenhänge, und bereits hier stoßen wir auf Erfassungsschwierigkeiten. Man wird kaum Arbeiten finden, die bei Arzneimittelprüfungen Kriterien dieser Komplexität verwenden. Doch wäre es wichtig, gerade in diese Dimension vorzustoßen, besonders auch, weil sich hier die erwünschten und unerwünschten Wirkungen verschränken. Um beim Beispiel der essentiellen Hypertonie zu bleiben - es kann doch gerade durch eine Senkung des erhöhten Blutdruckes, zum Beispiel durch Reserpin, die Befindlichkeit des Patienten erheblich gestört sein und bis hin zur manifesten Depression ungünstig beeinflußt werden. Das Symptom Hypertonie wird zwar gebessert, vielleicht auch die Lebenserwartung erhöht, jedoch ist die Erwerbsfähigkeit oder die Lebensqualität vielleicht schlechter als vor der Behandlung. In vielen Fällen ist der Wert einer üblichen Meßgröße als Indikator sogar umstritten. Die Wirksamkeit bleibt ungewiß, weil die Wahrscheinlichkeitsbeziehung zur Krankheit gering ist. Die Schulmedizin stellt die naturmedizinischen Verfahren in Frage, weil sie eine auf physikalisch-chemische Daten beschränkte Krankheitslehre entwickelt hat und vertritt. Sie nennt wissenschaftlich, was – streng genommen – naturwissenschaftlich heißt. Der Wissenschaftsbegriff ist jedoch wesentlich weiter: Er bedeutet, daß die bloße Erfahrung auf einsehbare, wiederholbare und lehrbare Prinzipien zurückzuführen ist. Was

16

dem Verständnis der Krankheit dient und lehrbar ist, ist in der Medizin Wissenschaft. Ein Heilverfahren, zum Beispiel die Homöopathie, ist deshalb Wissenschaft, weil die Homöopathie auf lehrbaren, einsehbaren und wiederholbaren Regeln und Prinzipien beruht. Sie überschreitet die selbstgezogenen Grenzen der naturwissenschaftlich orientierten Medizin, indem sie alle Phänomene des menschlichen Seins, seine psychische Befindlichkeit und seine biographischen Besonderheiten in das Krankheitsverständnis einbezieht.

Der Anspruch der Schulmedizin, ihren auf physikalische und chemisch faßbare Daten reduzierten Wissenschaftsbegriff für die Medizin verbindlich zu machen, entbehrt jeder wissenschaftlichen Grundlage. Hier liegt ein materialistisches Dogma vor. Dieses Dogma kennt nicht das Wesen des Lebendigen und nicht den Menschen als individuell einmaliges Wesen, in dessen Biographie auch die Krankheit mit einbezogen werden muß. Die Heilkunst muß aber den biographischen Zeitenverlauf berücksichtigen. Aus diesem Grund ist die Heilkunst mehr als angewandte Naturwissenschaft. Der Arzt kann nicht zum „Wissenschaftsfunktionär" degradiert werden. Im Prinzip ist der Graben zwischen Schulmedizin und „Heilkunst" nicht unüberbrückbar, wenn die Schulmedizin ihre selbstverständliche Pflicht erkennen würde, ihre Krankheitsbegriffe dem Gegenstand anzupassen, das heißt, Begriffe für das Lebendige, für den Zeitenverlauf und für die menschliche Biographie zu entwickeln. Aber die Bundesärztekammer ergreift einseitig Partei für eine auf naturwissenschaftliche Fakten reduzierte Medizin, obwohl sie als Standesorganisation die Ärzte und nicht eine bestimmte Wissenschaftsrichtung vertreten sollte. In einer Stellungnahme zu einer Anfrage des Bundestagsausschusses für Forschung und Technologie schreibt der Wissenschaftliche Beirat:

„Eine Parallelität von sogenannter Natur- bzw. Erfahrungsheilkunde einerseits und naturwissenschaftlich fundierter Medizin andererseits gibt es weder in der Bundesrepublik Deutschland, noch in anderen europäischen Ländern oder in den USA. Die fundamentale Verschiedenartigkeit der naturwissenschaftlich begründeten Medizin von anderweitig konzipierten Therapierichtungen schließt jede Gleichstellung aus."

Die wichtigste Ungleichheit zwischen der naturwissenschaftlichen Medizin und den besonderen Therapierichtungen ist die Tatsache, daß naturwissenschaftliche Medizin sich in einem kontinuierlichen Entwicklungsprozeß befindet, dem die Fortschritte in naturwissenschaftlicher Erkenntnis in den naturwissenschaftlichen Basisdisziplinen den Weg weisen. Traditionelle und anderweitige besondere Therapierichtungen, die nicht naturwissenschaftlich begründet sind, oder deren Vertreter eine naturwissenschaftliche Validitätsprüfung ihrer Verfahren und deren Resultate ablehnen, können am naturwissenschaftlichen Erkenntnisfortschritt nicht teilhaben. Sie verbleiben verhältnismäßig statisch im Bereich ihrer jeweiligen theoretischen Denkansätze und therapeutischen Strategien.

Diese Situation behindert die akademische Diskussion. Die Behinderung wird verstärkt durch die Unvereinbarkeit der Denkansätze der verschiedenen besonderen Therapierichtungen untereinander. Eine inhaltlich ergiebige Diskussion des Beitrages, den die verschiedenen Therapierichtungen für die Krankenversorgung erbringen können, setzt ein einvernehmliches Wissenschaftsverständnis voraus, und die Bereitschaft, die jeweils entwickelten Krankheitsvorstellungen, therapeutischen Wirkungsträger und Behandlungsverfahren allgemein anerkannten Prüfungsverfahren auf Validität zu unterwerfen. In einer Stellungnahme des Ausschusses für Energie, Forschung und Technologie des Europäischen Parlaments zur Rolle der Naturheilmittel (Phytopharmaka) in der Europäischen Gemeinschaft (1986) heißt es unter anderem: „...daß es sowohl aus gesundheitspolitischer Sicht als auch aus naturwissenschaftlicher Betrachtung heraus erforderlich ist, alle Arzneimittel ohne Diskriminierung und Ausnahmen nach einheitlichen und wissenschaftlich zuverlässigen Kriterien zu beurteilen. Diese Voraussetzungen sind in der Bundesrepublik Deutschland noch nicht gegeben."

Damit stellt sich die Bundesärztekammer eindeutig in Gegensatz zum Willen des Gesetzgebers im Zweiten Arzneimittelgesetz, der den Pluralismus in der Medizin damals festgelegt hat. Die Arzneimittel sollen eben nicht alle nach „einheitlich und wissenschaftlich zuverlässigen Kriterien beurteilt werden", sondern für die „besonderen Therapierichtungen" sollte das „wissenschaftlich aufgearbeitete Erfahrungsmaterial" gelten. Bei dieser Haltung ist zu befürchten, daß die Ärztekammer sich nicht für die „Heilkunst", sondern für die "Wissenschaftlichkeit" entscheidet. Die Medizin wird nivelliert und reduziert, eine individuelle Behandlung ist nicht mehr möglich. „Was für eine Wahrheit sollten naturwissenschaftliche Gesetze einem Menschen bringen? Was nützt dem Menschen alle Naturgesetzlichkeit, wenn auf diesem Boden humane Sinngebungen nicht gedeihen können?" (Schipperges in „Utopien der Medizin") Konsequent nimmt dann auch der Wissenschaftliche Beirat der Bundesärztekammer zur Homöopathie Stellung: „In Anbetracht dieser Sachlage dürfte es unschwer erkennbar sein, daß die Etablierung der Homöopathie (hier stellvertretend für alle anderen sogenannten "naturmedizinischen Heilverfahren" genannt) an den Medizinischen Fakultäten in der Bundesrepublik mit dem ihrem Wesen nach internationalen Charakter der Medizin als Wissenschaft unvereinbar wäre. Für eine derartige nationale Kuriosität Mittel aufzuwenden, wäre angesichts der Vordringlichkeit anderer Forschungsprobleme in der Medizin unverantwortbar." Aus dem bisher Dargestellten geht hervor, daß die Forderungen Virchows von 1845 für die offizielle Medizin heute noch voll gültig sind. Würde sich diese Richtung durchsetzen, dann blieben nicht nur alle biologischen medizinischen Behandlungsmethoden auf der Strecke, sondern letzten Endes die individuelle Tätigkeit des Arztes. Nach den Vorstellungen der Schulmedizin würden nicht kranke Menschen behandelt werden, sondern Krankheiten, genau genommen: Der Norm nicht entsprechende Labor- und klinische Daten. Aber keine Krankheit verläuft so wie die andere. So wie jeder Mensch individuell ist, ist auch seine Krankheit einmalig, und jede ärztliche Tätigkeit setzt eine individuelle Entscheidung voraus. Es könnte sein, daß die Bundesärztekammer mit ihrem Wissenschaftsdogmatismus die eigentliche ärztliche Tätigkeit aus dem Auge verliert.

Der materialistische Wissenschaftsdogmatismus, den sich die Bundesärztekammer zu eigen macht, indem sie für die „wissenschaftlich gesicherte Behandlung" eine auf wenige Daten reduzierte Reproduzierbarkeit und statistische Sicherung verlangt, führt letzten Endes nur zur Beseitigung von Symptomen bzw. zur Beseitigung von vordergründig meßbaren Daten. Es werden nur Wirkungen erfaßt - wie oben von G. Stille beschrieben. Aber weder die Krankheit, geschweige denn der kranke Mensch werden dadurch erfaßt. Die Forderung der Bundesärztekammer könnte letztendlich auch von einer mit genügend Apparaten ausgestatteten Apotheke erfüllt werden. Dies könnte dazu führen, daß die BÄK mit dieser Forderung mithilft, den Ärztestand insgesamt zu beseitigen und den dann noch individuell behandelnden Arzt zum Außenseiter und Scharlatan abzustempeln.Sie verschreibt sich einer Wissenschaftsideologie und übergeht dabei die Intentionen von über 15000 biologisch arbeitenden Ärzten. Die eigentliche Kuriosität besteht weniger in der Existenz von Homöopathie und Naturheilmethoden, sondern in der Tatsache, daß eine ärztliche Standesvertretung einen längst überholten materialistischen Wissenschaftsdogmatismus vertritt, obwohl sie zu wissenschaftlicher Neutralität verpflichtet ist. Die auf Experimenten basierende naturwissenschaftliche Medizin hat natürlich in ihrem Bereich volle Berechtigung. Gefährlich wird die Sache dann, wenn eine Standesvertretung oder etwa gar der Staat die gesamte Medizin darauf verpflichtet. Die Problematik von ärztlicher Tätigkeit und Wissenschaft beleuchtet Peter Bamm in seinem Buch: „Die unsichtbare Flagge". Er schreibt über seine Erlebnisse als Truppenarzt im Zweiten Weltkrieg: „Jeder Patient, der durch die Tür eines Sprechzimmers tritt, verwandelt sich bei seinem Durchgang durch diese magische Passage aus einem Menschen mit Schicksal oder Schuld, mit Geduld oder Empörung, mit zitternder Hoffnung oder dumpfer Verzweiflung in einen „Fall", der nach der Lehre entschieden werden muß. Alles was dieser Mensch an Persönlichem mitbringt, wird zum Bestandteil seines klinischen Bildes. Er wird zum Gegenstand der Untersuchung. So hat die wissenschaftliche Medizin es den jungen Scholaren gelehrt. Aber diese strengen und einfachen Lehren muß er durchführen in einer Welt der Mannigfaltigkeit, in der die Krankheit mehr bedeutet als nur eine biologische Störung. Er muß sie gegenüber einem Patienten durchführen, der keine Vorstellung von dem Begriffsschema hat, das die wissenschaftliche Medizin auf ihn als Fall anwendet. Er muß die Welt der beschränkten medizinischen Wissenschaft, in der der Mensch ein statistisches Individuum ist, und die überströmende Mannigfaltigkeit des Lebens, in der der Patient ein Mensch ist, miteinander in Übereinstimmung bringen. Das ist seine Aufgabe als Arzt. Die Medizinische Wissenschaft lehrt ihn nicht, wie er es machen soll... Die Wissenschaft ist gefühllos, und Gefühl ist unwissenschaftlich. So bedient er sich der Täuschung, um die Aufgabe zu lösen, leidende Menschen als statistische Fälle, streng nach der Lehre, von ihren Leiden zu befreien. Er muß das Vertrauen des Patienten, um es überhaupt erwerben zu können, täuschen. Worüber er den Patienten täuscht, ist nichts anderes als der eigentümliche Mangel an Humanität, der der wissenschaftlichen Medizin als einer auf experimentieller Naturwissenschaft aufgebauten Disziplin eigen ist."

Die Bürokratie

Der zweite Feind jeder individuellen Medizin ist eine Bürokratie, die sich - wie jede Bürokratie - nach ehernen Gesetzen immer weiter vermehrt. Sie produziert immer neue Gesetze und Verordnungen, die wieder von einer erweiterten Bürokratie kontrolliert werden müssen. Auf der Strecke bleiben immer mehr Freiheitsrechte des Bürgers - die Therapiefreiheit des Arztes und die freie Entscheidung des Patienten.

Zu Beginn der Auseinandersetzung um das Zweite Arzneimittelgesetz 1973/74 wurde ein gleicher Wirksamkeitsnachweis für alle Mittel gefordert mit der Begründung, daß unwirksame Mittel die gefährlichsten seien. Es sollte kein Unterschied gemacht werden zwischen aus der Natur stammenden, seit Jahrhunderten bekannten Mitteln und den neu entwickelten chemisch-synthetischen, deren Wirkung in unzähligen Tier- und Menschenversuchen erprobt werden muß. Nach langer Auseinandersetzung wurde die Wirksamkeitsfrage den einzelnen Therapierichtungen entsprechend entschieden. Es wurde der Unterschied von Wirkung und Wirksamkeit herausgearbeitet: Wirkung als unmittelbares Eingreifen in meßbare Parameter (Blutdruck, Blutzucker, Fieber usw.), Wirksamkeit als die Summe der Reaktionen des Organismus auf medikamentöse oder physikalische Reize. Im Gegensatz zur Wirkung kann die Wirksamkeit nicht schematisiert werden, da sie von der Reaktionsbereitschaft des einzelnen Menschen abhängt. Hier liegt die Domäne der Biologischen Medizin. Im Nachweis der Wirksamkeit ist ein Doppel-Blindversuch ausgeschlossen, als Beleg können nur Erfahrensberichte und nicht Versuche am Menschen gelten. Im Zweiten Arzneimittelgesetz wurde den einzelnen Therapierichtungen eine eigene Beurteilung über die Wirksamkeit ihrer Mittel eingeräumt. Die wissenschaftliche Auseinandersetzung wurde zwar damit noch nicht abgeschlossen, jedoch hat der Bundestag aufgrund der rechtlichen Situation gehandelt und den Pluralismus der Medizin, der die Gleichberechtigung der verschiedenen therapeutischen Richtungen im Gesetz festschreibt, einstimmig bejaht. Ein Zug von freiem Geistesleben war zu bemerken: „Es sollte nicht eine Richtung die andere bevormunden." Wer damals die Gespräche mit den Abgeordneten miterlebt hat, weiß, daß die Idee der Therapiefreiheit und des Pluralismus in der Medizin bei allen Parteien breite Zustimmung fand. Trotzdem ging der Versuch dogmatischer Mediziner weiter, die Biologische Medizin ins Abseits zu drängen. Das Strukturreformgesetz war dann der nächste politische Schritt. Von der in diesem Gesetz vorgesehenen Mammut-Bürokratie soll später die Rede sein. Hier geht es um die Bürokratie, die als Zulassungsbehörde am Bundesgesundheitsamt angesiedelt wurde. Daß die Handhabung der Vorschriften des Zweiten Arzneimittelgesetzes bei der Zulassung für das Bundesgesundheitsamt nicht immer einfach ist, sei hier eingeräumt. Wird ein schädliches Mittel zu spät vom Markt genommen, kann das Amt sich einer Unterlassung schuldig machen. Trotzdem muß das Amt strikte Neutralität in Wissenschaftsfragen wahren. In letzter Zeit hatte jedoch das BGA Entscheidungen getroffen, die diese Neutralität vermissen lassen. Es stellte in einzelnen Fällen bei den besonderen Therapierichtungen Forderungen an die Wirksamkeit auf, die den im Gesetz festgelegten Nachweisen nicht entsprechen. So wurden zum Beispiel bei der Huflattich-Affäre, als 17 Heilpflanzen in Verdacht gerieten, schädliche Alkaloide zu enthalten, einigen Pflanzen, die aufgrund des „wissenschaftlich aufgearbeiteten Erfahrungsmaterials" (als Wirksamkeitsnachweis) zugelassen wurden, jeder „therapeutischer Nutzen" abgesprochen. Der Verdacht von schädlichen Wirkungen genügte, um das Ruhen der Zulassung anzudrohen. Zu dem Vorgehen des BGA schreibt der Vorsitzende der „Arzneimittelkommission für Biologische Medizin" Prof. Franz Schmid: „Die Konzeption des Arzneimittelgesetzes ist weitsichtig. Im Sinne der Therapiefreiheit, des Fortschrittes, welcher der Volksgesundheit nutzbar gemacht werden soll, hat der Gesetzgeber eine Festschreibung auf eine spezielle Richtung und Methodik zur Erkenntnisgewinnung verzichtet und in verschiedenen Paragraphen (3, 35, 39) verankert, daß die Belange der Besonderen Therapieverfahren zu gewährleisten sind. Durch die Offenheit der Formulierungen wurde der Bundesoberbehörde ein großer Ermessungsspielraum gegeben. Im Streben des Amtes, sich nach allen Richtungen abzusichern, greift es in den Beurteilungsgremien auf „meinungsbildende Kreise" zurück; diese pflegen den autoritären Anspruch zu erheben, den jeweiligen Stand der Wissenschaft zu verkörpern. Aus der pluralistischen Fassung des Gesetzes wird dadurch eine monistische Praxis der Exekutive, die den Auftrag des Gesetzgebers ins Gegenteil verwandelt. Die meisten Fehlentscheidungen der Oberbehörde beruhen auf folgenden fehlerhaften Transkriptionen des AMG:

1. Für die Bereiche der Biologischen Medizin und für einzelne Stoffgruppen wurden unzureichend Aufbereitungskommissionen gebildet. Während für homöopathische, anthroposophische und phytotherapeutische Verfahren Sachverständigen-Kommissionen gebildet wurden, fehlen Sachverständigen-Gremien für Organotherapeutika, mikrobielle Therapien, Enzymtherapie, physikalische und bioelektronische Verfahren vollständig.

2. Das Gesetz verlangt von den Sachverständigen, § 25,

Abs. 6, wissenschaftliche Kenntnisse und praktische Erfahrungen. Für die meisten, wenn nicht für alle Mitglieder der B-Aufbereitungskommissionen liegen diese Vorbedingungen für die genannten Gebiete der Biologischen Medizin nicht vor. Daraus resultieren Beurteilungen, die als Sachverständigen-Voten deklariert werden, ohne daß ein Sachverstand im Sinne des Gesetzes mitbeteiligt war.

3. Die Zusammensetzung des Bundesgesundheitsamtes privilegiert von der Personalausstattung her pharmakologisch-toxikologische Gesichtspunkte. Für Biologische Therapieverfahren gibt es weder Ansprechpartner noch Abteilungen.

4. Aus diesen Struktureigenheiten des BGA erwächst die Einstellung zur Floskel „wissenschaftlich anerkannt" und „nach den Regeln der Wissenschaft nachgewiesen". Während der Gesetzgeber ausdrücklich erklärt, daß nicht eine bestimmte Wissensrichtung oder Methodik favorisiert werden darf, läßt das Amt praktisch nur Blindstudien, die noch zusätzlich statistisch gefiltert werden, als Beweismaterial für eine therapeutische Wirksamkeit zu.

5. Die Wirksamkeit am kranken Menschen ist ein komplexer Vorgang, der sich aus subjektiven Beobachtungen (Empfindungen) und objektiven Erhebungen zusammensetzt. Im strengen Sinn der Definition kann Wirksamkeit nur am Einzelindividuum, nicht an einem Kollektiv festgestellt werden. Fast alle Blindstudien erfassen (pharmakodynamische) Wirkungen, die als Einzelphänomene formalwissenschaftlichen Auswertungen zugänglich sind. Es ist ein grober methodischer Fehler, diese Wirkungen als Wirksamkeit zu deklarieren, nur weil sie statistischen Aufbereitungen besser entsprechen als das formalwissenschaftlich schwer erfaßbare Komplexphänomen „Wirksamkeit", das allein über Nutzen und Risiko eines Arzneimittels oder Therapieverfahrens entscheiden kann.

Da viele biologische Arzneimittel und Therapieverfahren jenseits des pharmakologisch-toxikologischen Horizonts liegen, sind Fehlentscheidungen amtsimmanent. Formeln und Verfahren waren bei allen bisherigen Amtsverfügungen im Bereich der Biologischen Medizin die gleichen. „Die Wirksamkeit ist nicht nachgewiesen, jedes kleinste Risiko deshalb zu hoch." Mit dieser Generalfloskel wurden Aristolochia-Präparate, Chondroprotektiva, Zelltherapeutika, Phytotherapeutika Stufenplanverfahren unterworfen und in Mißkredit gebracht. In einzelnen dieser Verfahren, speziell bei der Zelltherapie, ging die Behörde über ihre Kompetenzen hinaus, da sie nur Nutzen und Risiko von Fertigarzneimitteln beurteilen, nie aber ganze Therapierichtungen ausschalten darf. Jedes der rund 260 Zelltherapeutika oder der rund 2000 pyrazolidinhaltigen Phytotherapeutika hätte nur aufgrund der Bewertung des einzelnen Arzneimittels erfolgen dürfen. Die vorgesehenen „öffentlichen Anhörungen" im Stufenplanverfahren, die das Amt neutral zu führen verpflichtet ist, laufen darauf hinaus, daß von der Behörde „Sachverständige" berufen werden, die die vorgesehene Amtsentscheidung bekräftigen. Das Szenarium der Anhörungen für die Chondroprotektiva und die Zelltherapeutika hatte viel Ähnlichkeit mit einer mittelalterlichen Inquisition. Was Beamte des BGA aber unter „wissenschaftlich aufbereitet" verstehen, bestimmen sie selbst und berufen dazu ihre Akklamateure. Der Statistiker pflegt das letzte Wort zu haben. Auf einem „vertraulichen" DIN A-4 Formblatt kreuzt er an, ob eine Studie geeignet, mit Einschränkung geeignet oder nicht geeignet ist; ein Formalwissenschaftler, der nur ein mathematisches Zahlenspiel beurteilen kann, vom sachlichen Gehalt der Studie aber keine Ahnung hat, trifft damit die letzte Entscheidung. Im Anhörungsverfahren zur Zelltherapie wurde das über 30 Jahre angesammelte Erfahrungsgut einfach beiseite geschoben, klinische Studien abgewertet. Selbst Blindstudien auf diesem Gebiet wurden mit dazu nominierten Statistikern und pseudowissenschaftlichen Mätzchen wie „Große

Drop-out-Rate" oder „nicht klar beurteilbares Cross-over" abgewertet; alle vom BGA berufenen Sachverständigen wurden dazu berufen, die vorprogrammierte Maßnahme des BGA zu untermauern. Die rund 40 anwesenden echten Sachverständigen wurden in ihren sachlichen Begründungen meist abrupt unterbrochen mit der Bemerkung „keine neuen Erkenntnisse", aber auch, wenn ein Sachverständiger sich anschickte, neue Erkenntnisse vorzubringen, daß dies noch nicht zur Debatte stünde. Von einer Berücksichtigung des Beobachtungsgutes in der Praxis und der Einbeziehung „anderweitigen Erkenntnismaterials" kann bei vielen Entscheidungen des Amtes keine Rede sein.

Ein weiterer Schritt war dann das Vorgehen des Bundesgesundheitsamtes in Bezug auf Arzneimittel, die Pyrrolizidinalkaloide enthalten. Wir befinden uns in einer Auseinandersetzung, in der es nicht nur darauf ankommt, die Zulassung bestimmter Arzneimittel immer wieder durchzusetzen, was jedoch noch nicht besagen würde, daß diese Mittel aufgrund des neuen Strukturreformgesetzes von den Kassen erstattet würden, sondern es kommt jetzt darauf an, den Freiraum für eine Medizin zu schaffen, die mehr ist als angewandte Naturwissenschaft.

Auf diese Situation hat Rudolf Steiner schon am 6. Januar 1920 hingewiesen: „Gerade an der Medizin zeigt sich so recht die Schattenseite der bloßen naturwissenschaftlichen Betrachtung, die übrigens mit Bezug auf die Anschauung über die bloße äußere Natur auch eine Lichtseite hat. In der Medizin ist die Schattenseite da. Denn man muß nur das folgende betrachten: Diese Naturwissenschaft, noch einmal sei es gesagt, legt ihren Hauptwert darauf, den Menschen ganz auszuschalten, indem sie intellektualistisch die Welt betrachtet und intellektualistisch mit den Experimenten zusammen ihre Naturgesetze sucht. Man lernt das, was man aus der Beobachtung lernen kann, von der Wirksamkeit dieser oder jener Heilmittel auf den kranken Menschen, von der Wirksamkeit überhaupt dieses oder jenes Naturprodukts auf den Menschen. Aber es fehlt einem das innere Anschauen von dem Zusammenhang erstens der ganzen Menschennatur, zweitens aber von dem Zusammenhang zwischen dem, was draußen in der Natur hervorgebracht wird, sei es als Nahrung, sei es als Heilmittel, und der menschlichen Wesenheit selber. Und man merkt erst, wenn man in solch unbefangener Weise von der bloßen Naturwissenschaft zur Medizin fortschreiten möchte, was es heißt, den Menschen ausschalten von der Betrachtungsweise und nachher das, was man durch eine solche Betrachtungsweise gewonnen hat, Naturwissenschaft alles, was in der Menschennatur aufsprießen kann, ausschaltet, um, wie sie sagt, zur rechten Objektivität zu kommen. Da kommt sie zur Objektivität. Allein in dieser Objektivität ist der Mensch nicht drinnen. Der Mensch schaltet erst sich selbst aus. Kein Wunder, daß er in der Wissenschaft, die er nun ausbildet, den Menschen nicht drinnen hat. Nun soll man diese Wissenschaft auf den Menschen anwenden. Man kann es nicht, weil man auf den Menschen keine Rücksicht genommen hat."

Viele sehen nur ungern den eigentlichen Hintergrund der gegenwärtigen Auseinandersetzung, und sie hoffen, mit irgendwelchen Kompromissen und staatlichen Gnadenerweisen doch irgendwie durchzukommen. Aber die eigentliche Auseinandersetzung muß geführt werden: Die Frage nach dem Wesen des Menschen, die Frage nach dem Wesen der Krankheit. Hier genügt es nicht, sich in kleinen Gruppen gegenseitig zu bestätigen, sondern diese Auseinandersetzung muß in der vollen Öffentlichkeit geführt werden. Es gilt jetzt, das in Mitteleuropa errungene Menschenbild vor nivellierenden Versuchen einer materialistischen Wissenschaft zu schützen. Der Wiener Physiker H. Pietschmann zitierte in einer medizinischen Zeitschrift den Nobelpreisträger Wolfgang Pauli: „Der Naturwissenschaftler hat es mit besonderen Phänomenen und einer besonderen Wirklichkeit zu tun. Er hat sich auf das zu beschränken, was reproduzierbar ist. Hierzu rechne ich auch das, für dessen Reproduktion die Natur von selbst gesorgt hat. Ich behaupte nicht, daß das Reproduzierbare an und für sich wichtiger sei als das Einmalige, aber ich behaupte, daß das wesentliche Einmalige sich der Behandlung durch naturwissenschaftliche Methoden entzieht. Zweck und Ziel dieser Methoden ist ja, Naturgesetze zu finden und zu prüfen, worauf die Aufmerksamkeit des Forschers allein gerichtet ist und gerichtet bleiben muß." Angesichts dieser Erkenntnis wird die Bedeutung der Auseinandersetzung deutlich: Es gilt, die Hintergründe zu durchschauen und um das mitteleuropäische Menschbild zu ringen. Die Zeit drängt! Die Entscheidung fällt innerhalb der nächsten zwei Jahre. Wenn jetzt nicht die Weichen für eine menschengemäße Medizin, für die Freiheit in der Therapie gestellt werden, kann die EG ab 1992 ihre vereinheitlichende und nivellierende Tendenz zur Durchführung bringen und die in Mitteleuropa gewachsene Medizin beseitigen.

2. DAS GESUNDHEITSREFORMGESETZ

Ein Wechselbalg von staatlicher Anmaßung und Wissenschaftsdogmatismus ist das Strukturreformgesetz im Gesundheitswesen. Hier haben sich Staat und dogmatische Wissenschaft zu einer unheiligen Allianz verbündet. Auf der Strecke bleibt die Freiheit des ärztlichen Berufsstandes, bleibt der entmündigte Patient.

Die Strukturreform soll die „Kostenexplosion" im Gesundheitswesen dämpfen. Die Absicht ist löblich, aber Diagnose und Therapie sind falsch. Der „Gesundheitsreform" liegen folgende Vorstellungen zugrunde:

Es gibt eine von einem jeweiligen Gremium festlegbare Therapie für alle Krankheiten - „der allgemein anerkannte Stand der medizinischen Erkenntnisse", wie ihn der § 2 fordert. Die Verordnung der Ärzte kann und muß weitgehend vorgeschrieben werden, dazu hilft der neu einzurichtende „medizinische Dienst" der Krankenkassen. „Die Krankenkassen sind ... verpflichtet ... bei Erbringung von Leistungen ... bei Arbeitsunfähigkeit ... zur Sicherung des Behandlungserfolges ... eine gutachterliche Stellungnahme des medizinischen Dienstes der Krankenversicherung einzuholen...", heißt es bei Blüm. Die Krankenkassen - nicht die Ärzte - sollen den „Ursachen von Gesundheitsschäden nachgehen und auf ihre Beseitigung hinwirken." So steht es im § 20. Sollte sich ein Arzt aber nicht an die von den Krankenkassen erforschte Art der Beseitigung von Gesundheitsschäden halten oder etwa die Ratschläge des „medizinischen Dienstes" in den Wind schlagen, so stehen auch hier die Krankenkassen hilfreich zur Seite: „Die Krankenkassen können die Versicherten bei der Verfolgung von Schadensersatzansprüchen, die bei der Inanspruchnahme von Versicherungsleistungen aus Behandlungsfehlern entstanden sind ... unterstützen", sagt § 66. Die nächste Instanz ist ein „Bundesausschuß der Ärzte und Krankenkassen", der sich zur

Hälfte wieder aus Vertretern der Krankenkassen und zur anderen Hälfte aus Vertretern der Kassenärztlichen Vereinigungen zusammensetzt - dort sind die Schulmediziner unter sich. Die Bundesausschüsse beschließen „Richtlinien" über die ärztliche Behandlung, zahnärztliche Behandlung und Einführung neuer Untersuchungs- und Behandlungsmethoden. Sie stellen Arzneimittel nach „Indikationsgebieten und Stoffgruppen" zusammen und bestimmen drei Gruppen von Mitteln:

❑ Mittel, die allgemein zur Behandlung geeignet sind,
❑ Mittel, die nur bei einem Teil der Patienten oder in .. besonderen Fällen zur Behandlung geeignet sind,
❑ Mittel, bei deren Verordnung wegen des zweifelhaften therapeutischen Nutzens ... besondere Aufmerksamkeit geboten ist. Daß die biologischen Mittel sich der „besonderen Aufmerksamkeit" dieses Gremiums „erfreuen" werden, liegt aufgrund der bisherigen Erfahrungen auf der Hand. Sollten aber die Entscheidungen dieses Ausschusses dem Bundesminister für Arbeit und Sozialordnung nicht genehm sein, so kann er sie „innerhalb von zwei Monaten beanstanden", und „werden die Beanstandungen des Bundesministers für Arbeit und Sozialordnung nicht innerhalb der von ihm gesetzten Frist behoben, erläßt der Bundesminister für Arbeit und Sozialordnung die Richtlinien", bestimmt § 94. Damit werden sämtliche mit Mühe eingerichteten Gremien ausgesetzt, nachdem Ärzte und Patienten durch diese Gremien schon entmündigt wurden. Dem Minister wird die alleinige - weil letzte - Kompetenz zugesprochen. Diese Vollmachten haben aber dem Minister noch nicht genügt. In letzter Minute wurden bei der zweiten und dritten Lesung Ende November 1988 ein Passus eingefügt (§ 34/3), nach dem der Arbeitsminister selbst „unwirtschaftliche Arzneimittel" aus der kassenärztlichen Versorgung ausschließen kann. „Als unwirtschaftlich sind insbesondere Arzneimittel anzusehen ..., deren therapeutischer Nutzen nicht

nachgewiesen ist." Damit wird der Minister zur obersten Therapiebehörde. Es hat den Gesetzgeber nicht beeindruckt, daß das Arbeitsministerium weder für Therapiefragen zuständig ist, noch der medizinische Sachverstand dort angesiedelt ist.

Mit diesem Passus - in Zusammenhang mit § 2 des Gesetzes: „Qualität und Wirksamkeit der Leistungen haben dem allgemein anerkannten Stand der medizinischen Erkenntnisse zu entsprechen" und § 72 nach der die kassenärztliche Versorgung so zu regeln ist, „daß eine ausreichende, zweckmäßige und wirtschaftliche Versorgung der Versicherten unter Berücksichtigung des allgemein anerkannten Standes der medizinischen Erkenntnisse gewährleistet ist", können jederzeit nicht schulmedizinische Richtungen ausgeschlossen werden. Wie dieser Passus auszulegen ist, geht aus einem Kommentar zum Gesetzentwurf hervor: „ ... Der allgemein anerkannte Stand der medizinischen Kenntnisse" schließt Leistungen aus, die mit wissenschaftlich nicht anerkannten Methoden erbracht werden. Neue Verfahren, die nicht ausreichend erprobt sind, oder Außenseitermethoden (paramedizinische Verfahren), die zwar bekannt sind, aber sich nicht bewährt haben, lösen keine Leistungspflicht der Krankenkasse aus. Es ist nicht Aufgabe der Krankenkassen, die medizinische Forschung zu finanzieren. Dies gilt auch dann, wenn neue Methoden im Einzelfall zu einer Heilung der Krankheit oder Linderung der Krankheitsbeschwerden führen..."

Mit § 34/3 ist eine oberste Gesundheitsbehörde entstanden, die bei der Beurteilung des „therapeutischen Nutzens" an keine Vorschriften gebunden ist. Dazu der Kölner Staatsrechtler Professor Kriele: „Betrachtet man diese Vorschriften in ihrer Gesamtheit, um die in ihnen zum Ausdruck kommende Tendenz, gewissermaßen die ihnen zugrunde liegende Philosophie, zu verstehen, so fallen vor allem zwei charakteristische Grundzüge auf:

Die Ungeeignetheit zur Kostendämpfung und die Tendenz zum Primat der Naturwissenschaft vor der medizinischen Heilkunst ... Man erkennt also bei diesen Vorschriften eine lenkende Hand, der es weniger um die Kostendämpfung geht, die diese vielmehr als Vehikel benutzt, um ganz andere Ziele zu verfolgen... ". Diese „ganz anderen Ziele" werden schon in Umrissen erkennbar, wenn man den „Referentenentwurf einer Rechtsverordnung über unwirtschaftliche Arzneimittel in der gesetzlichen Krankenversicherung" vom 28.7.1989 betrachtet. Nach diesem Entwurf sind von der kassenärztlichen Versorgung biologische Arzneimittel der besonderen Therapierichtung (Homöopathie, Anthroposophische Medizin, Phytotherapie) ausgeschlossen, wenn sie mehr als sechs Bestandteile enthalten. Es geschieht dies in Analogie zu den schulmedizinischen Mitteln, die ausgeschlossen sind, wenn sie mehr als drei wirksame Bestandteile enthalten. Während bei den schulmedizinischen Präparaten diese Reduzierung auf drei Bestandteile verständig sein kann, (obwohl dies für die Kostendämpfung ohne Bedeutung ist) besteht kein medizinischer Grund, bei den biologischen Präparaten diese Zahlengrenze vorzunehmen. Es handelt sich um Kompositionen von Einzelmitteln, die aufeinander abgestimmt sind und in ihrer Gesamtheit eine Wirkung auf bestimmte Krankheitssyndrome haben. So sind zum Beispiel bei einer Gallenblasenerkrankung die Bauchspeicheldrüse, der Zwölffingerdarm, Dünndarm und Magen, sowie die Leber mit beteiligt. Isolierte Organerkrankungen sind die Ausnahme. Es ist nicht einzusehen, weswegen die darauf abgestimmten Komplexmittel von den Krankenkassen nicht erstattet werden sollen. Es bleibt das Geheimnis des Ministers, weswegen eine Kombination von sechs Einzelmitteln wirksam sein soll, eine Kombination von sieben unwirksam. Außerdem handelt es sich um Arzneimittel, die aufgrund eines Wirksamkeitsnachweises vom Bundesgesundheitsamt zugelassen sind. Mit dieser Verordnung übergeht der Arbeitsminister sowohl das Arzneimittelgesetz wie die Zulassungsbehörde am Bundesgesundheitsamt. Er kümmert sich vor allem nicht um den Passus im § 34, nach dem „bei der Beurteilung von Arzneimitteln der besonderen Therapierichtungen wie homöopathische, phytotherapeutische und anthroposophische Arzneimittel der besonderen Wirkungsweise dieser Arzneimittel Rechnung zu tragen ist." Wir haben diesen Passus immer als Alibi angesehen und so ist er auch zu verstehen. So kümmert sich der Arbeitsminister auch nicht um die Tatsache, daß mit dieser Verordnung allein schon der größte Teil der Biologischen Medizin beseitigt wäre. Es handelt sich um tausende von wertvollen, wirksamen und nebenwirkungsfreien Arzneimitteln. Etwa 40.000 Ärzte arbeiten, zumindest teilweise, mit diesen Mitteln. Den Ärzten würden diese dringend erforderlichen Präparate fehlen. Millionen von Patienten, die mit diesen Mitteln behandelt zu werden wünschen, würden sie nicht mehr erhalten. Eine große Zahl von Herstellern (mittelständische Firmen) müßten ihre Betriebe schließen.

Der Arbeitsminister - als oberste Therapiebehörde - würde mit einer einzigen Verordnung die Biologische Medizin vernichten. Das Arzneimittelgesetz mit seiner Zulassungsregelung wäre umgangen, der Wille des Bundestages, den Pluralismus der Medizin zu gewährleisten und die Biologische Medizin zu erhalten, wäre mißachtet. Alle Beteuerungen der Regierungspolitiker, die Biologische Medizin zu erhalten, wären Makulatur. Dabei war dies die erste Maßnahme nach dem Gesundheitsreformgesetz. Inzwischen hat der Minister den Bundesausschuß der Ärzte und Krankenkassen aufgefordert, weitere Mittel aus der Kassenerstattung auszuschließen. Da in diesem Ausschuß keine Vertreter der Biologischen Medizin sitzen, ist mit weiteren Restriktionen zu rechnen. Sollte nun den Arzt noch irgendeine Anwandlung von eigener therapeutischer Entscheidung befallen, so wartet schon der „medizinische Dienst" bei den Krankenkassen auf ihn (siehe oben)! Um aber mögliche Reste der Biologischen Medizin auszurotten, hat der Minister die Beihilfestellen und die privaten Krankenkassen aufgefordert, sich ebenfalls an seine Verordnung zu halten und die darin genannten Mittel nicht mehr zu erstatten. Hier wird der Wille zur Beseitigung der Biologischen Medizin deutlich, da diese Aufforderung mit Kostendämpfung in der sozialen Krankenversicherung nichts mehr zu tun hat! Zur Durchführung dieser Maßnahmen wird ein gigantisches Überwachungssystem aufgebaut: Ein personenbezogenes Datensystem wird bei den Krankenkassen gespeichert (§ 292-295). Die Apotheken werden zur Lieferung dieser Daten verpflichtet (§ 308). Dazu „Die Zeit" am 1. Januar 1988: „Geplant ist, leistungsbezogene Versicherungskonten zu schaffen, in denen neben den bereits heute üblichen Daten über Alter, Adresse, Arbeitgeber des Kassenangehörigen und der Mitversicherten künftig auch die Höhe seiner Beitragszahlungen vermerkt sein wird, sowie die Ausgaben, mit denen er zu Buche schlägt. Und nicht nur das. Komplettiert wird die Datei durch eine Auflistung der Art der erbrachten Krankheiten, deren Therapie und weiterer Verlauf. Die Krankengeschichte ihrer Mitglieder wird den Kassen damit ganz leicht zugänglich". Durch dieses Vorhaben werden zwar mit Sicherheit keine Kosten gespart (im Gegenteil, das Überwachungssystem wird Millionen verschlingen), aber Ärzte und Patienten werden als selbständig Handelnde ausgeschaltet. Die Folgen dieses Gesetzes können für die Medizin katastrophal werden.

❑ Beseitigung der Therapiefreiheit des Arztes ,
❑ Beseitigung der freien Therapiewahl des Patienten,
❑ Beseitigung des individuellen Arzt-Patienten-Verhältnisses,
❑ Beseitigung jeder persönlichen Sphäre von Arzt und

Patient durch ein riesiges Datenerfassungssystem,

❏ Beseitigung der Naturheilmittel und der Biologischen Medizin,

❏ Ausweichen auf starkwirkende Medikamente,

❏ Zunahme der Erkrankungen durch die Nebenwirkungen dieser starken Medikamente,

❏ Zunahme der chronischen Krankheiten,

❏ weitere Verteuerung des Gesundheitswesens ins Uferlose.

Auch die gesellschaftspolitischen Folgen können tiefgreifend sein, ein ehemals freier Berufsstand würde einer Reglementierungswut zum Opfer fallen. Die Patienten, das sind potentiell alle Bürger, wären im medizinischen Bereich entmündigt. Es ist eigentlich ein Kuriosum: In einer Zeit, in der der Bankrott des Staatssozialismus im Osten immer mehr sichtbar wird, in der von oberster Stelle in Moskau die Eigenverantwortlichkeit der Bürger wieder entdeckt wird, erläßt eine christlich-liberale Regierung ein Gesetz, das für einen großen Bereich unseres gesellschaftlichen Lebens die Eigenverantwortlichkeit ausschließt und das Diktat einer staatlichen und Krankenkassen-Bürokratie an ihrer Stelle setzen soll.

Die Aktion für Biologische Medizin hat die folgende Stellungnahme verfaßt und darin die Mindestforderungen für eine Novellierung des Gesundheitsreformgesetzes festgehalten:

Im Gegensatz zum Zweiten Arzneimittelgesetz, in dem der Pluralismus der Medizin gesetzlich festgeschrieben wurde, setzt das GRG einen „allgemein anerkannten Stand der medizinischen Erkenntnisse" voraus, dem die medizinischen Leistungen zu entsprechen haben (§ 2, §72). Mit dieser Formulierung kann der medizinische Pluralismus beseitigt werden und den biologischen Arzneimitteln und Behandlungsmethoden jeder Boden entzogen werden. Das GRG enthält außerdem eine Reihe bürokratischer Regelungen, die die Therapiefreiheit weitgehend einschränken und das Arzt-Patienten-Verhältnis erheblich stören können (Medizinischer Dienst bei den Krankenkassen, Bundesausschuß der Ärzte und Krankenkassen). Bei exzessiver Auslegung des Gesetzes können beide Gremien alle biologischen Arzneimittel von der Erstattung ausschließen. Gemäß § 34/3 kann sogar der Minister für Arbeit und Sozialordnung (im Einvernehmen mit dem Bundesminister für Gesundheit, dem Bundesminister für Wirtschaft und mit Zustimmung des Bundesrates) unwirtschaftliche Arzneimittel aus der Erstattung ausschließen, da Mittel, „deren therapeutischer Nutzen nicht nachgewiesen ist", als unwirtschaftlich gelten. Wie wir aus der Praxis des BGA wissen, gilt dort für einen großen Teil der biologischen Arzneimittel der therapeutische Nutzen als nicht nachgewiesen. Durch die Ermächtigung des Ministers können praktisch sämtliche biologische Arzneimittel aus der Kassenerstattung ausgeschlossen werden und damit vom Markt verschwinden.

Notwendige Änderungen und Ergänzungen:

❏ Damit jedoch die Offenheit des Fortschrittes in der . theoretischen und praktischen Medizin gesichert wird,
❏ damit die Vielfalt der Therapierichtungen erhalten ... bleibt,
❏ damit die wirklichen Kosten erfaßt und gesenkt werden,
❏ und damit die kontraproduktiven Wirkungen einer inquisitorischen Überwachungsbürokratie vermieden . werden,

sind wenigstens folgende Änderungen am Text des Gesundheitsreformgesetzes vom 25.11.1988 dringend geboten:

1. Zum „allgemein anerkannten Stand der medizinischen Erkenntnisse"
Es wird vorgeschlagen, diese Bestimmungen, die sich

nicht nur im § 2 Abs. 1, sondern auch im § 72 Abs. 2 finden, durch die Formulierung „Stand der Erkenntnisse in den unterschiedlichen Therapierichtungen" zu ersetzen. Die ähnlich lautende Formulierung in § 107 Abs.1 Nr.2 ist entsprechend umzuformulieren oder zu streichen.

Begründung:

Es entspricht nicht einem modernen Verständnis von Wissenschaft im allgemeinen und noch weniger dem Selbstverständnis suchender und forschender Mediziner, von einem „allgemein anerkannten" Stand der Erkenntnisse zu sprechen;

❑ als ob es gerade in wichtigen Fragen keine Kontroversen gäbe,

❑ als ob in allen Fällen von Kontroversen keinerlei Leistungen der Krankenversicherung gewährt werden.. sollten,

❑ als ob der Stand der Medizin festgeschrieben werden sollte.

Entsprechend der bewährten Übung in anderen Gesetzeswerken („Stand der Technik", „Stand von Wissenschaft und Technik") wird daher vorgeschlagen, schlicht vom „Stand" der Erkenntnisse zu sprechen. Dadurch, daß ein Stand von „Erkenntnis" vorausgesetzt wird, ist Scharlatanerie und Mißbrauch wirksam vorgebeugt. In Anbetracht der besonderen Gegebenheiten in der Medizin erscheint es sachgemäß, ihn auf die einzelnen Therapierichtungen zu beziehen.

2. Bundesausschuß der Ärzte und Krankenkassen

Es wird vorgeschlagen, in § 91 einzufügen:

Ausschüsse der besonderen Therapierichtungen

(2a) Für alle Bewertungen, die im Rahmen der Aufgaben der Bundesausschüsse nach § 91 die besonderen Therapierichtungen betreffen, sind deren Ausschüsse zuständig.

(2b) Der Bundesminister für Arbeit und Sozialordnung

beruft die Mitglieder der Ausschüsse auf Vorschlag der Fachgesellschaften der jeweiligen Therapierichtung. In die Ausschüsse werden Sachverständige berufen, die in der jeweiligen Therapierichtung über wissenschaftliche Erkenntnisse verfügen **und** praktische Erfahrungen gesammelt haben. Die Mitglieder der Ausschüsse bestimmen ihren Vorsitzenden.

3. Ausgeschlossene Heilmittel

Es wird vorgeschlagen, den Punkt 1 zu streichen. Die dort genannten Erkrankungen sind meist behandlungsbedürftig, eine unbehandelte Grippe zum Beispiel kann zu schweren und kostspieligen Folgekrankheiten führen. Ebenso schlagen wir vor, den Punkt 3 des § 34 ersatzlos zu streichen, da hier eine Ermächtigung des Ministers vorliegt, in wissenschaftliche Streitfragen einzugreifen, Grundrechte des Bürgers zu beseitigen und von Staats wegen die Therapie zu bestimmen.

4. Wirtschaftlichkeitsgebot

Es wird vorgeschlagen, § 12 um folgenden Absatz zu ergänzen: „In die Wirtschaftlichkeitsprüfung der Arznei- und Heilmittel müssen die Kosten der Nebenwirkungen und das Kostenrisiko der pathogenen Gefahren miteinbezogen werden. Dabei sind auch die mittel- und langfristigen Folgen einschließlich möglicher synergener Wirkungen zu berücksichtigen."

Begründung:
Gesundheitsschäden beruhen heute zu einem wesentlichen Teil auf Folgen von medizinischen Behandlungen, insbesondere auf den Nebenwirkungen von Medikamenten. Gehen in die Einschätzung der Wirtschaftlichkeit nur die erhofften positiven Direktwirkungen und die momentanen Kosten ein, führt das zu drastischen Fehleinschätzungen der Wirtschaftlichkeit. Chemisch-physikalische Medikamente erscheinen verfälscht als wirtschaft-

lich, biologische dagegen zu Unrecht als unwirtschaftlich. Vermeidbare Kostenfolgen werden verursacht, einsparbare Kosten werden nicht eingespart. Nur wenn die schädlichen Nebenwirkungen und pathogenen Risiken von Arzneimitteln adäquat mitbedacht werden, lernt man, die medizinischen und wirtschaftlichen Vorzüge biologischer Mittel richtig einzuschätzen. Deshalb müssen die erwartbaren Kosten der Nebenwirkungen und Risiken wenigstens ansatzweise in Form von Abschätzungen antizipiert und bilanziert werden.

5. Richtlinien der Bundesausschüsse

Es wird vorgeschlagen, § 92 um folgenden Absatz zu ergänzen: „Beim Erlaß von Richtlinien sind Verfahrensvorschriften zu beachten, die nach dem Bundesverwaltungsverfahrensgesetz für den Erlaß von belastenden Verwaltungsakten gelten. Anhörungsberechtigt sind die jeweils betroffenen Hersteller und ärztlichen Fachgesellschaften. Die Entscheidung über die Richtlinien ist begründungsbedürftig. Sie ist den Anhörungsberechtigten mit einer Rechtsmittelbelehrung zuzustellen. Gegen sie ist Widerspruch auf Anfechtungsklage zulässig."

6. Bindungswirkung der Richtlinien

Es wird vorgeschlagen, § 75 Abs.2 wie folgt zu ergänzen: „Die Verpflichtung der Mitglieder, ihrer ärztlichen Überzeugung zu folgen, und ihre Verantwortung für ihr ärztliches Handeln bleiben unberührt ."

7. Medizinischer Dienst

Für den Fall, daß es politisch nicht durchsetzbar ist, den medizinischen Dienst auf die Aufgaben des bisherigen vertrauensärztlichen Dienstes zu beschränken, schlagen wir folgende Änderung vor:
a) In § 275 Abs.1 sollte folgender Satz hinzugefügt werden: „Soweit es um Bewertungen von Verfahren der

besonderen Therapierichtungen geht, müssen sie in der jeweiligen Therapierichtung über hinreichende Kenntnisse und Erfahrungen verfügen."

b) § 284 sollte um folgenden Absatz 3 ergänzt werden: „(3) Bei der Auswahl der Ärzte oder Angehöriger anderer Heilberufe des medizinischen Dienstes, die Verfahren der besonderen Therapierichtungen zu beurteilen haben, sind einvernehmliche Entscheidungen mit den betreffenden Fachgesellschaften zu treffen."

c) § 288 Abs.1 Nr.4 sollte wie folgt gefaßt werden: „(4) Richtlinien für die Erfüllung der Aufgaben des medizinischen Dienstes unter Berücksichtigung der Empfehlungen der Spitzenverbände der Krankenkassen (§ 290) und der Pluralität der medizinischen Richtungen aufzustellen."

3. IN AUSFÜHRUNG DES WISSENSCHAFTSDOGMATISMUS

Trotz des im Zweiten Arzneimittelgesetz vorgesehenen Wissenschaftspluralismus legt sich das Bundesgesundheitsamt (BGA) häufig auf eine einseitige Richtung fest. So in bezug auf Arzneimittel, die Pyrrolizidinalkaloide enthalten. Es wurde von diesem Stoff eine krebserregende Wirkung behauptet. Ein Widerruf der Zulassung dieser insgesamt über 2.500 Arzneimittel wurde angedroht, da gegenüber den „Risiken" eine adäquate „Wirksamkeit" fehle. Damit wurde zum ersten Mal den biologischen Arzneimitteln, für die „nur" Erfahrungsmaterial vorliegt, die Wirksamkeit generell abgesprochen. Neu ist allerdings, daß man nun Naturheilmitteln, die bisher als ungefährlich galten, gefährliche Nebenwirkungen zuschrieb. Zeitungsüberschriften wie „Krebs durch Huflattich" dienten dazu, die neuentdeckten angeblichen Gefahren der Naturheilmittel bekanntzumachen. Eine große Verunsicherung entstand. In einigen Veröffentlichungen wurde auf die schwere Giftwirkung von Pflanzen hingewiesen (Digitalis, Tollkirsche usw.). Natürlich kommen die stärksten Gifte in der Natur vor. Nur: Sie sind bekannt, und wir kennen die Dosis, die bewirkt, ob „ein Mittel Gift ist oder Arznei" (Paracelsus). Anders bei bestimmten Stoffen, die Krebs erregen können, wie die Pyrrolizidinalkaloide. Diese krebserzeugende Wirkung wurde nun vierzehn Heilpflanzen zugeschrieben, obwohl klinisch dafür kein Anhalt besteht (zum Beispiel Huflattich, Beinwell, Borretsch, Pestwurz und andere). Nun mußten andere Beweise für die krebserregende Wirkung her:
1. Berichte aus Ländern der Dritten Welt, die zum Teil schon über 30 Jahre alt sind.
2. Der Fall eines in Lausanne an einer Leberkrankheit verstorbenen Neugeborenen.

3. Tierversuche an Ratten.

Alle drei Vorgänge belegen in keiner Weise die krebserzeugende Wirkung der genannten Heilpflanzen.

Zu 1.: Die Berichte aus Ländern der Dritten Welt beziehen sich auf Pflanzen, die in Deutschland gar nicht verwendet werden. In dem dem BGA vorliegenden Gutachten wird außerdem erwähnt, daß für die Vergiftungen eine wesentliche Rolle spielt: Unterentwicklung, schlechte medizinische Versorgung, häufige hohe Verseuchung der Nahrung mit Aflatoxinen (Schimmelpilzgifte), die bekanntermaßen leberkrebserregend wirken, hohe Verseuchung mit Hepatitis-B-Viren. Bei Vergiftungen in Afghanistan mit durch Heliotrop-Samen verunreinigtem Mehl wurden über zwei Jahre täglich einige Milligramm der Pyrrolizidinalkaloide aufgenommen, das mehr als Tausend- bis Zehntausendfache der dekretierten Tageshöchstmenge. Zu dem Vergiftungsfall mit Crotalaria in Indien steht in der Originalarbeit: „Stark verunreinigtes Getreide". Diese Fälle können also nicht den Verdacht auf Arzneimittelrisiken durch PA-haltige Arzneimittel begründen. In einem Gutachten wird außerdem vermerkt, daß „keine epidemiologischen Befunde vorliegen, die eine humankanzerogene (bei Menschen krebserzeugende) Wirkung sicher belegen können." Übrigens: Es ging eine Meldung durch die Presse, nach der in Indien schwere Magen-Darm-Erkrankungen durch verunreinigtes Getreide auftraten. Wir können gespannt sein, welche deutsche Heilpflanze das BGA demnächst dafür verantwortlich machen wird.

Zu 2.: Vom BGA wird der Tod eines an einer Leberkrankheit (Venenverschlußkrankheit) verstorbenen Neugeborenen angeführt. Die Mutter habe angeblich huflattichhaltigen Tee getrunken. Dieser Fall ist medizinisch unhaltbar, ein Zusammenhang zwischen Huflattich und der Erkrankung kann nicht konstruiert werden. Das BGA verschweigt, daß die Mutter drogenabhängig war und daß der Tee mit großer Wahrscheinlichkeit gar keinen Huflattich enthalten hat. Bis jetzt ist in Deutschland seit 1939 nur ein Fall dieser Leberkrankheit bei Kindern bekannt geworden, der aber gesichert nicht in Zusammenhang mit PAs steht.

Zu 3.: Alle Recherchen haben ergeben, daß die Tierversuche, auf die sich das BGA stützt, hinsichtlich der krebserregenden Wirkung nichts aussagen können, mehr noch, daß sie medizinisch sinnlos sind, unethisch und den Tatbestand der Tierquälerei erfüllen. Es handelte sich um bereits toxisch vorgeschädigte Ratten; Karzinome traten im Tierversuch nur dann auf, wenn vorher eine leberzerstörende Dosis gegeben wurde. Ein typisches Beispiel für die Fütterungen: Huflattich wurde zu vier Prozent im Futter über fast zwei Jahre an Ratten verabrecht, „ohne Erfolg", das heißt ohne Tumorentwicklung. Dies entsprach schon der zehnfachen etwa für den Menschen empfohlenen Dosis an Huflattich-Tee. Nach diesem „Mißerfolg" wurde die Konzentration bis auf 32 Prozent gesteigert. Dann trat endlich der erwünschte Effekt ein. Aus dem Versuchsprotokoll: „Wenn die Ratten sich weigern, solch eine Nahrung zu fressen, ist gewaltsame Ernährung mit Konzentraten notwendig." In einem Gutachten wird sogar zugegeben, daß erst die Leber durch Überfütterung geschädigt werden müsse, bevor Tumoren entstehen können. Trotzdem müssen diese quälerischen Tierversuche herhalten, um das „Ruhen der Zulassung" von Naturheilmitteln anzudrohen. Nicht in allen Fällen aber verhalten sich die offiziellen Stellen entsprechend. So lesen wir in einem „Taschenbuch der unerwünschten Arzneiwirkungen" betreffs der Beta-Sympathikomimetika (Mittel, die die kleinen Luftröhren erweitern): „Obwohl einzelne Befunde aus Tierversuchen vorliegen, die zur Diskussion (einer tumorinduzierenden Wirkung) geführt haben, gibt es gegenwärtig keinen eindeutigen Hinweis für eine tumorinduzierende Wirkung dieser Arzneistoffe beim Menschen." Desweiteren steht in „Arznei-Risiken in der Praxis" folgender Hinweis betreffs der Arzneisubstanz Promocryptin: „Beim Menschen wurden keine tumorinduzierenden Wirkungen beschrieben, jedoch ist die Langzeiterfahrung begrenzt. Innerhalb von zwei Jahren treten bei Ratten Malignome des Uterus auf; allerdings wurden diese Untersuchungen mit sehr hoher Dosierung durchgeführt." Wenn es sich hier um Naturheilmittel handeln würde, wäre das Bundesgesundheitsamt längst schon tätig geworden, wie folgendes Beispiel zeigt: Im Hinblick auf den (unhaltbaren) Verdacht hat es die Hersteller von über 2.500 Arzneimitteln mit Schreiben vom 10. August aufgefordert, bis 1. Oktober 1988 den Verdacht zu widerlegen. Dieser Aufforderung konnten die Hersteller schon aus zeitlichen Gründen unmöglich nachkommen. Es wurde dann die Absicht mitgeteilt, eventuell das „Ruhen der Zulassung für ein Jahr" anzuordnen. Dieses „Ruhen der Zulassung" käme aber einem Verbot gleich, würde für manche Hersteller sogar den Ruin bedeuten. Durch die scharfe Reaktion und Aufklärung der Öffentlichkeit durch einige Hersteller und vor allem durch die Aktion für Biologische Medizin e.V. gewarnt, hat das BGA bisher diese Absicht noch nicht verwirklicht. Anfragen im Bundestag von seiten der Opposition haben dazu sicher auch beigetragen. Am 12. Dezember 1988 schrieb der Niedersächsische Minister für Wirtschaft, Technologie und Verkehr Walter Hirche an das Bundesgesundheitsamt Berlin: „Mit Ihrem Anhörungsschreiben vom 10. August 1988 hatten Sie den pharmazeutischen Unternehmern mitgeteilt, daß beabsichtigt sei, auf der Basis vorliegender Unterlagen und Erkenntnisse zur Abwehr von Arzneimittelrisiken das Ruhen der Zulassung pyrrolizidinalkaloid-(PA)-haltiger Humanarzneimittel mit Ausnahme von homöopathischen Arzneimitteln mit einer höheren Verdünnung als D 6 anzuordnen. Die von Ihnen beabsichtigte Maßnahme ist aber durch die existierende Erkenntnis zur hepatotoxischen sowie kanzerogenen Wirkung der in den oben angegebenen Pflanzen enthaltenen PA mit einem 1,2-ungesättigten Necingerüst nicht hinreichend begründet...

Auch die von Ihnen im Anhörungsschreiben als risikobeweisend angeführten Ergebnisse aus Tierversuchen sind fachwissenschaftlich wie auch rechtlich nicht verwertbar. Diese Ergebnisse wurden durch Erbringen derart hoher Drogenanteile in das Futter der Versuchstiere erzielt, daß sie von vornherein jeglicher Relevanz für eine wissenschaftliche Erkenntnis entbehrten. Möglicherweise ist hier auch schon das Stichwort „Wissenschaftsskandal" angebracht...

Skandalös ist die Bezugnahme auf den einbezogenen Bericht über den Neugeborenentodesfall in Folge einer venenverschließenden Lebererkrankung. Es müßte bei einer sorgfältigen Prüfung auch in ihrem Amt schon aufgefallen sein, daß der Bericht nicht nur in seinen Angaben, sondern auch in seiner Interpretation höchst angreifbar und wertlos ist. Er bezieht völlig unbewiesen den Tod des Kindes auf den Genuß von Huflattichtee durch die Mutter, obwohl die Analytik keine für Huflattich typischen PA-Zusammensetzung in dem Teegemisch erbracht hat. Hier stellt sich für einen neutralen Beobachter die Frage, welche nicht genannten Motivationen für ein solches Verhalten möglicherweise ausschlaggebend sind...

Skandalös und nicht zu entschuldigen ist der Satz in dem Anhörungsverfahren: Diesen gravierenden Risiken steht ein adäquater Nutzen nicht gegenüber, so daß die schädlichen Wirkungen über ein nach den Erkenntnissen der medizinischen Wissenschaft vertretbares Maß hinausgehen. Schon abgesehen davon, daß Sie damit nicht die einschlägige Rechtsprechung des Oberverwaltungsgerichtes Berlin beachten, muß man sich fragen, welche Motivation hinter einer solchen aus meiner Sicht vermutlich

46

schulmedizinisch oder schulpharmakologisch dogmatischen Sicht steckt. Wirtschaftspolitisch könnte man eine solche verengte selektive Wahrnehmung auf sich beruhen lassen, wenn sie nicht Konsequenzen hätte, die zahlreiche Arbeitsplätze im Bundesgebiet und insbesondere auch in Niedersachsen gefährdet. Eine solche Sorglosigkeit bei einem verantwortungsvollen Verwaltungsverhalten mit Konsequenzen für Wirtschaft und Gesellschaft ist unter keinem Blickwinkel entschuldbar."

Obwohl, wie oben dargestellt, die Behauptungen des BGA sämtlich auf schwachen Füßen stehen, reicht dieser „Verdacht" aus, Naturheilmittel zu diskriminieren und eine schärfere Kontrolle zu fordern.

Einige Beispiele aus der Presse: In der „Schwäbischen Zeitung" vom 27.9.1988: „Naturheilmittel mit Krebserreger", „Bild" am 27.9.1988: „2.500 Naturheilmittel in der Bundesrepublik können möglicherweise Krebs erzeugen und schwere Leberschäden verursachen. Das sagt das Bundesgesundheitsamt in Berlin. Es erwägt ein Verbot der Mittel. Sie alle enthalten die giftige Pflanzensubstanz Pyrrolizidinalkaloid." Und in der „Hamburger Morgenpost" nimmt der „Arzneimittelkritiker" Prof. Schönhöfer Stellung: „Auch wenn keine klinische Wirksamkeit nachgewiesen werden kann, ist vielen Naturpräparaten der Erfolg nicht abzustreiten. Man sollte den Wunsch der Menschen nach chemiefreier Behandlung nicht übergehen. Nur ob die Krankenkasse das dann noch tragen werden, ist eine andere Frage." Schönhöfer hält das Verbot für grundsätzlich richtig: „Neueste Untersuchungen haben Leber- und Lungenschädigungen nachwiesen. Nicht alles, was Natur ist, ist auch gesund..."

Doch nicht nur schädliche Produkte sollen nach dem BGA-Plan verboten werden. Auch Mitteln, für die kein schlüssiger Wirksamkeitsnachweis vorgelegt werden kann, soll die Zulassung entzogen werden. Die Zahl der Verbote wird die 2.500 wahrscheinlich noch übersteigen.

Schönhöfer: „Das wird jetzt weitergehen. In Italien zum Beispiel sind in den letzten Jahren schon mehr als 10.000 Naturpräparate vom Markt genommen worden. Mit der Einführung des EG-Binnenmarktes 1992 wird eine einheitliche Arzneimittelbewertung erreicht werden, dann werden weitere Verbote folgen."

Für das angedrohte Verbot spielt die Nutzen-Risiko-Abwägung eine große Rolle. Das BGA nimmt ein gewisses Risiko durch Nebenwirkungen in Kauf, wenn ein Nutzen nachgewiesen ist. Das Fatale ist nur, daß es bei Naturheilmitteln prinzipiell jeden adäquaten „Nutzen" bestreitet, so daß der geringste Verdacht auf ein Risiko ausreicht, um das Mittel vom Markt zu nehmen. Nun gibt es überhaupt keinen Anhalt, daß je Krebs durch eines der inkriminierten Mittel entstanden wäre. Der Epidemiologe am Bundesgesundheitsamt Prof. Dr. Hofmeister schreibt dazu in der „Arzneimittel-Zeitung" vom 28. Oktober 1988: „Arzneimittel bergen durchaus im Einzelfall das Risiko einer unerwünschten Nebenwirkung. Für die Gesundheit der Bevölkerung insgesamt spielen diese Risiken keine erkennbare Rolle. Die von Medikamenten ausgehenden Gefahren sind um mehrere Größenordnungen geringer, als die von Rauchen, falscher Ernährung, Alkohol, Straßenverkehr herrührenden. Selbst Risiken aus dem Arbeitsbereich und durch Umweltbelastungen werden höher eingeschätzt als solche durch Arzneimittel, obwohl beispielsweise gesundheitliche Risiken aus der industriellen Umwelt in epidemiologischen Studien wegen ihrer Geringfügigkeit selten überzeugend nachgewiesen werden können." Man schätzt, daß etwa 30 Prozent aller Krebstodesfälle durch Tabak entstehen, 35 Prozent durch falsche Ernährung, aber nur etwa ein Prozent durch Arzneimittel (einschließlich aller allopathischen Medikamente).

Hofmeister weiter: „Für die Aussage zum AMG, wonach Arzneimittel nicht verwendet werden dürfen, deren Nebenwirkungen nicht in angemessenem Verhältnis zum

48

Heilerfolg stehen, legt das AMG keine Vorgehensweisen und keine Bewertungsmaßstäbe fest." Die gemeinsame Bewertung von Nutzen und Risiko sei aber ein sehr wesentliches Merkmal für die Beurteilung eines Arzneimittels. Klinische Studien würden nur einen ganz begrenzten Einblick in die Nutzen/Risiko-Problematik bieten. Noch weniger könne aus toxikologischen Prüfungen abgelesen werden. „Die Gabe überhöhter Dosen eines Arzneimittels an gesunde Tiere sagt in der Regel wenig darüber aus, welche Wirkungen therapeutische Dosen bei kranken Menschen haben." Mit den Mitteln der Epidemiologie könnte gerade hierzu viel zu erfahren sein, betonte Hofmeister. „Der große Vorteil epidemiologischer Studien zu diesen Problemen besteht darin - und dadurch sind sie allen anderen Forschungsansätzen überlegen -, daß die realen Auswirkungen eines Arzneimittels für die betroffenen Patienten sowohl in Hinblick auf den therapeutischen Nutzen als auch im Hinblick auf die Nebenwirkungen ermittelt werden."

4. DAS MONSTRUM EG –
DIE NIVELIERUNG DER MEDIZIN

Ist den Bürgern eigentlich bekannt, welche Rechte wir zugunsten einer fiktiven „Europäischen Gemeinschaft", genau genommen, einer Europäischen Ober-Bürokratie ohne demokratische Legitimation, aufgeben sollen? Anstelle eines durch freie Wahlen hervorgegangenen Parlaments treten jetzt 17 ernannte Kommissare, die Verordnungen erlassen können, die die nationalen Gesetze brechen. Dazu aus einer Schrift „Wege zum EG-Binnenmarkt 1992" (Economika-Verlag): „Die Verordnung (der Kommissare) ist das Gesetz der EG. Sie ist der Rechtsakt, in dem Unmittelbarkeit und Vorrang des Gemeinschaftsrechts am deutlichsten zum Ausdruck kommen. Die Verordnung ist in allen ihren Teilen verbindlich und gilt ohne weiteren nationalen Akt der Zustimmung oder Publikation in den Mitgliedstaaten unmittelbar. In ihrem Anwendungsbereich setzt sie früheres entgegenstehendes nationales Recht außer Kraft, denn sie genießt im Verhältnis zum nationalen Recht grundsätzlichen Vorrang..."

„Die Autonomie der Gemeinschaftsordnung besagt, daß das Gemeinschaftsrecht, seine Quellen und seine Strukturen unabhängig sind von den Rechtsordnungen der Mitgliedstaaten, daß einige Organe mit eigenen, ihnen verliehenen Hoheitsrechten eigenes Recht setzen. Der Vorrang besagt, daß dieses Recht Geltungsvorrang vor jeder - früheren oder späteren - nationalen Rechtsnorm hat, gleich welchen Rang sie hat, und durch keinen nationalen Akt beeinträchtigt werden kann." Man fragt sich, wann je unsere Politiker bevollmächtigt wurden, diesem Ausverkauf unserer Rechte zuzustimmen. Bei der EG-Euphorie scheint es sich um ein massenpsychologisches Phänomen zu handeln, wobei kaum jemand sich der vollen Konsequenzen bewußt ist, jedermann überzeugt ist, daß „sie kommt" und man nur sehen muß, wie man sich einigermaßen einrichtet. Von interessierter Seite werden dabei den Bürgern die großen Vorteile der EG vorgegaukelt. Für die Medizin müssen wir das Schlimmste befürchten.

Der Über-Staat EG

Zu der riesigen Bürokratie, die nach der „Strukturreform im Gesundheitswesen" künftig Ärzte und Patienten überwachen soll, zu dem Prozeß einer zunehmenden Beherrschung der Medizin durch Dogmatiker - im Sinne einer materialistischen Wissenschaft und mit Hilfe des Bundesgesundheitsamtes sowie der Transparenzkommission - gesellt sich ganz aktuell eine weitere gewaltige Gefahr: die EG, die im „gemeinsamen Markt" Vereinheitlichung auf allen Gebieten erreichen will. Diese Vereinheitlichung kann jeweils nur auf dem niedrigsten gemeinsamen Niveau erfolgen. Es geht letzten Endes um eine Beseitigung aller volkhaften Eigenarten, ja um die Beseitigung jeder individuellen Initiative durch eine allmächtige Bürokratie. Wir können die Konsequenzen für die Medizin nicht durchschauen, wenn wir nicht die gesamte Tendenz der EG verstehen.

Nach dem Zweiten Weltkrieg kamen die führenden Staatsmänner überein, ein „Europa der Vaterländer" zu projektieren. Die Staaten sollten aber in ihrer Eigenart nebeneinander bestehen bleiben. Im weiteren Verlauf entwickelte sich statt dessen die Eigendynamik einer zunehmenden Bürokratie. Die „Europäische Kommission" beschloß Richtlinien, die in das nationale Recht transponiert werden müssen. Diese aber werden weitgehend unbemerkt von der Öffentlichkeit - vorbei an den Parlamenten der Mitgliedsstaaten - von der Kommission erlassen.

Zentrale rechtliche Grundlage für diesen Prozeß ist die

Einheitliche Europäische Akte, die am 1. Juli 1987 in Kraft trat, quasi eine Fortentwicklung, eine Novellierung der Römischen Verträge aus dem Jahr 1957. Artikel 8a dieser Einheitlichen Europäischen Akte fordert bis zum 31. Dezember 1992 Maßnahmen zur Vollendung des Binnemarktes. Woher nehmen eigentlich die Regierungen das Recht, hoheitliche Rechte an eine Bürokratie abzutreten, ohne daß darüber ihre Parlamente beschließen? Ein Überstaat ist im Entstehen, ohne Legislative, ohne parlamentarische Kontrolle, jedoch mit einer mit gewaltigen Vollmachten ausgestatteten Exekutive, die notfalls den Europäischen Gerichtshof zu Hilfe rufen kann. Die Politiker müssen sich fragen lassen, ob sie nicht durch ihre Zustimmung zu dem EG-Zentralismus ihren Eid verletzt haben und immer noch verletzen, nämlich Schaden vom Volke abzuwenden. Dazu „Die Zeit" vom 10. Februar 1989: „Die derzeit verbreitete ‚Euphorie' schlägt bei manchen bereits in eine ‚Europhobie' um. Denn die Folgen der geplanten Harmonie sind tatsächlich noch gar nicht absehbar. Statt den Wettbewerb zu fördern, könnte der Binnenmarkt ebensogut zu einer Exklusivveranstaltung der Großindustrie entarten.

Bei der befürchteten Konzentrationsbewegung würden Verbraucher und Mittelstand auf der Strecke bleiben. Denn die Schwachen haben keine Lobby in Brüssel. Weil dort auch die Gewerkschaften nur wenig Einfluß haben, drohen mühsam errungene Arbeitnehmerrechte zerstört zu werden.

Damit ist der soziale Frieden in den Mitgliedsländern in Gefahr. Ihre Sozialsysteme stehen zur Disposition. Kommt alles wie geplant, könnte die Verlagerung von nationalen Kompetenzen in einem Zentralismus mit unkontrollierbarer Bürokratie enden. Ein erstes Opfer steht schon fest: die Umweltpolitik."

Man rechnet mit einem ungeahnten wirtschaftlichen Aufschwung. Was man nicht bedenkt, ist, daß mit einer Verdoppelung der Produktion eine Verdoppelung des Energie- und Rohstoffverbrauchs verbunden wäre, eine Verdoppelung der Umweltverschmutzung und eine Verdoppelung des Abfalls. Aber darüber hat sich die EG-Kommission noch keine Gedanken gemacht. Nach ihrem Willen sollen beispielsweise in Zukunft Abfälle ohne Grenzkontrollen - wie Wirtschaftsgüter - durch Europa gekarrt werden dürfen.

Im Endeffekt richtet sich die Umweltpolitik im Europäischen Binnenmarkt nach dem kleinsten gemeinsamen Nenner. Ein Beispiel ist das gefährliche Holzschutzmittel PCP, das in Deutschland nicht verboten werden darf, da Brüssel dieses Verbot nicht genehmigt hat. (Es wären die Interessen eines staatlichen französischen Konzerns bedroht.) Dazu „Die Zeit": „Bei dem traditionellen Ansatz der Umweltpolitik, bei den Normen für die erlaubten Schmutzfrachten aus Schornsteinen und Abwasserkanälen von Fabriken, bringt das Binnenmarktprojekt die Umweltpolitiker in die Bredouille. Zwar gibt es für diese Emissionsnormen keinen Harmonisierungszwang - schmutziges Wasser und schmutzige Luft sind schließlich keine Handelsgüter." Längst aber benutzt die Industrie den nahenden Binnenmarkt, - um - auch bei den Umweltnormen für stationäre Anlagen den zögerlichen europäischen Gleichschritt zu fordern: „Eine Umweltpolitik, die ihr Handlungsfeld einseitig auf die Fortschreibung von Grenzwerten verkürzt, behindert die Industrie im europäischen Wettbewerb", heißt es im jüngsten Jahresbericht des Bundesverbandes der Deutschen Industrie (BDI). Nur langfristig, glauben Experten, könnte der Binnenmarkt auch Vorteile für den Umweltschutz bringen. Dann nämlich, wenn sich bei den Europäern eines Tages vielleicht ein gleich hohes Umweltbewußtsein entwickelt haben wird oder wenn die Industrie in allen Ländern den Umweltschutz als Zukunftsmarkt entdeckt hat. Vorläufig ist das ein schwacher Trost, denn den Konstrukteuren des

Binnenmarktes scheint die Problematik kaum bewußt zu sein. Was in der Umweltpolitik auf die 320 Millionen Europäer, die angeblich vom Binnenmarkt nur profitieren, zukommt, halten dann selbst Freunde des Freihandels für fatal.

Anlaß zur Skepsis gibt ihnen ausgerechnet der Cecchini-Bericht, jenes millionenteure Forschungsprojekt, das Bürgern und Politikern im Europa der Zwölf das Binnenmarktprojekt mit goldenen Zahlen über steigendes Wachstum, wachsende Beschäftigung und sinkende Preise schmackthaft machen sollte. Doch was mittlerweile zum Grundwissen jedes Ökonomiestudenten gehört - daß das Wachstum des Sozialproduktes als Wohlstandsindikator kaum noch taugt -, wird in dem Report großzügig ignoriert: Boden, Wasser, Luft, naturnahe Landschaft und eine vielfältige Fauna und Flora, bei Wirtschaftsforschern längst als knappe Güter anerkannt, kommen in diesem Expertenbericht, auf den sich alle Hoffnungen des Binnenmarktes gründen, nicht vor. Das Entsetzen in der Zunft der Ökonomen ist groß. Jahrelang habe man den Fehler gemacht, nur auf materielle Produktionssteigerungen zu achten. Zwanzig Jahre nach dem Erscheinen des ersten Berichtes an den Club of Rome über die Grenzen des Wachstums sei es nun an der Zeit, so Rolf-Ulrich Sprenger, beim Münchner Ifo-Institut mit umweltökonomischen Fragen befaßt, „daß man die Fehler der Vergangenheit nicht wiederholt". Und sein Berliner Kollege Weidner assistiert: „Als wenn man nichts gelernt hätte." Auch die Zentralisierung von Entscheidungskompetenz trifft bei vielen Ökonomen auf Unverständnis. „Die Entwicklung, die sich zur Zeit in Europa vollzieht", meint der Kölner Finanzwissenschaftler Karl-Heinrich Hansmeyer, „ist eine Entwicklung, die dem Trend der wissenschaftlichen Diskussion völlig entgegenläuft. Schließlich hat der Amerikaner James Buchanan, 1986 mit dem Nobelpreis für Wirtschaftswissenschaften ausgezeichnet, schon längst den Trend zu dezentralen Entscheidungen wissenschaftlich begründet." Trotzdem träumen die Eurokraten von einem gewaltigen Wachstumsschub, und es ist zu befürchten, daß ihre Träume sich bewahrheiten. Im Cecchini-Bericht werden die „Kosten der Nichtverwirklichung Europas" errechnet. Eine Neuerung: Es werden nicht die Kosten eines Projekts errechnet, sondern der Verlust, falls das Projekt nicht zustande kommt. Das Bruttosozialprodukt würde dann eben nicht um 360 bis 534 Milliarden Mark steigen. Dazu gibt Herbert Gruhl in der 13. SPIEGEL-Ausgabe dieses Jahres ein Beispiel: „Der Bericht sagt es überdeutlich: Im Heizkesselbau soll die Anzahl der europäischen Betriebe von 15 auf vier schrumpfen, im Bau elektrischer Lokomotiven von 16 auf drei oder vier. Die Ausrüstung öffentlicher Schaltzentralen besorgen noch sieben Firmen, nach einer vollständigen Marktöffnung dürften in der EG langfristig lediglich zwei Unternehmen überleben." Das ist wohl die bisher unverfrorenste Aussage zugunsten der Groß- und Monopolkonzerne und für die Aufhebung der Marktwirtschaft. Und das zu einem Zeitpunkt, da man in der Sowjetunion erkennt, daß nur die Auflösung der Zentralwirtschaft in kleinere, marktwirtschaftlich orientierte Einheiten aus der Sackgasse herausführt. Nicht der kommunistische Osten, sondern der freie Westen nähert sich jetz Lenins Vision an, wonach „die ganze Gesellschaft ein Büro und eine Fabrik sein wird". Der Lkw-Verkehr auf deutschen Straßen würde sich verdoppeln. Das Umweltbundesamt hat errechnet, daß die Belastung durch Stickoxide von 480.000 Tonnen im Jahr 1985 auf 760.000 im Jahr 1993 zunehmen wird. Die Alpenpässe können den Verkehr schon jetzt nicht mehr durchschleusen, während in den Tälern Wälder wie Menschen Tag und Nacht unter Abgasen und Lärm leiden. Der Binnenmarkt aber, wenn er kommt, bedeutet die letzte Entfesselung einer wild gewordenen Ökonomie, die keinen Nutzen mehr bringen, sondern den Zusammenbruch des ökologischen Systems beschleunigen wird. In den nächsten Jahren fällt die Entscheidung, ob die Bewahrung der Lebensgrundlagen gelingt; es fällt damit auch die Entscheidung über das Weiterleben des Menschen auf diesem Planeten. Doch die Krämerseelen in der heutigen Politik beschäftigt nur die Frage, wo sich noch ein Prozent Wachstum mehr herausholen läßt, damit der Infarkt Europas schneller eintritt. Bundeskanzler Kohl hat unlängst erklärt: „Schon in zehn oder zwölf Jahren wird die Europäische Gemeinschaft nicht mehr wiederzuerkennen sein." Er wird recht behalten. Was man hier mit uns vorhat, übersteigt alle Vorstellungen: Die den jeweiligen Völkern entsprechenden gewachsenen Ordnungen - bei aller Unzulänglichkeit - sollen beseitigt werden. Erstaunlich ist, daß eigentlich niemand wirklich weiß, welche Folgen der Binnemarkt und die EG-Vereinheitlichung haben werden! Man hört immer nur - auch von offizieller Seite - „der gemeinsame Markt wird kommen" - „er ist nicht zu verhindern" - warum eigentlich nicht? Wo sind die Psychologen und Soziologen, die so Bedeutendes über unsere Vergangenheit zu sagen wissen, wenn es darum geht, die Benommenheit eines ganzen Kontinents durch Schlagwörter zu untersuchen? Es gibt in der Geschichte keine vergleichbaren Vorhaben, die von solchen Gemeinplätzen begleitet werden und deren Folgen so wenig durchdiskutiert werden, wie die Planung des EG-Binnenmarktes. Der Präsident des Bundeskartellamtes Prof. Kartte schreibt im Spiegel 23/89: „Binnenmarkt 92", als Schlagwort positiv, griffig, herausfordernd, imperativ. Aber keiner weiß so recht, was es bedeutet. Viele machen sich darüber gar keine Gedanken, bei manchen erzeugt es ein bißchen freudige Erwartung („Kann ich dann vielleicht billiger in der Bretagne Urlaub machen?"), bei anderen auch Angst („Bleibt mein Arbeitsplatz sicher?"). In solche Ungewißheit hineingesprochen, findet die Feststellung unserer Wirtschaftsführer, wir brauchten mehr große, weltweit operierende Unternehmen, weithin Zustimmung. Kürzlich traf sich die Creme de la Creme des europäischen Managements im Stuttgarter Neuen Schloß. Die Vorbereitung war in die Hände von McKinsey/ Deutschland gelegt. Thema waren „konkrete Konsequenzen für politische Weichenstellungen sowie unternehmerische Strategien und Entscheidungen, wie sie der vollendete Binnenmarkt verlangen und ermöglichen wird". Welche politischen Weichen sollten gestellt werden? McKinsey-Chef Herbert Henzler ließ die Katze aus dem Sack: Als Hauptgewinner von „Europa 92" sieht er die international tätigen Unternehmen an. Die multinationalen Konzerne, die großen Gewinner im Machtgefüge, sollten sich, so sein Rezept, in möglichst vielen Ländern als good local citizen zeigen. Allerdings müßten die Bürger sich mit einem abfinden: Sozialpolitische Forderungen werde der Staat schon deshalb immer weniger erfüllen können, „weil die globalen Unternehmen sich der nationalen Kontrolle entziehen". Die Standortwahl der Multis folge objektiven Kriterien. Aber ihre Infrastrukturmaßnahmen hätten, neben ökonomischen Gesichtspunkten, „auch weltwirtschaftliche Verantwortung" zu berücksichtigen. Dem Staat, dem großen Verlierer, wird nur noch eine bescheidene Aufgabe zugewiesen, nämlich die „Vision Europa" zu vertreten und zu zeigen, welche Rolle er „im Zusammenwirken mit Unternehmen, Konsumenten und Arbeitnehmern" noch spielen könne. Das ist schon starker Tobak. Die Multis entziehen sich der Kontrolle durch den Staat, reklamieren bei ihren Investitionen weltwirtschaftliche Verantwortung, und der Staat soll um seine verbleibende Rolle mit ihnen ringen. Wozu haben wir die Fürsten abgeschafft, wenn wir uns jetzt, in Europa, einer neuen Aristokratie von Unternehmensführern ausliefern sollen? Wir lassen uns doch lieber von Politikern regieren, die uns „aufs Maul schauen" müssen, damit wir sie wiederwählen. Wer wird die Multis kontrollieren, wer kann sie abwählen? Die Chefs solcher Unternehmen mögen von ihrer Sendung überzeugt sein, sie mögen sich einer selbstgestrickten Ethik verpflichtet fühlen, und sie mögen gelegentlich tatsächlich rationaler handeln können als unsere Politiker, die sich vielfachen Zwängen ausgesetzt sehen. Aber sie sind nicht - wie diese - demokratisch legitimiert, Macht auszuüben. Wir dürfen uns von ihnen nicht hinter unsere demokratische Verfassung zurückwerfen lassen. Wenn ein kleines oder mittleres Unternehmen im Markt versagt, geht es in Konkurs. Einer, der zigtausend Arbeitsplätze verwaltet, hat die Rache des Marktes nicht zu fürchten. Seine stille Reserve ist der Subventionstopf. Letztlich haften für alle Fehlentscheidungen der Großen die Arbeitnehmer, die Steuerzahler. Nein, das ist nicht unser Europa. Europa soll nicht nur für die Technik der Macht, nicht nur für die Bürokraten und die Manager da sein, sondern vor allem für die Bürger. Und dazu gehört Vielfalt, Überschaubarkeit, mehr Qualität statt immer mehr Quantität und die Gewißheit, daß keiner von uns gut genug ist, Macht über andere auszuüben, ohne gewählt zu sein. Oligarchie der Konzerne - nein, danke.

Wir müssen aufpassen, daß wir Europa nicht zu einem riesigen Rollfeld für die multinationalen Konzerne einebnen, einäugig auf die Interessen der Großunternehmen oder, was der wirklichen Interessenlage wohl näherkommt, auf den Machtanspruch ihrer Manager fixiert. Die Stärken unserer Wirtschaft sind Vielfalt, natürlich auch erfolgreiche Großunternehmen, aber gewiß nicht Größe schlechthin. Denken wir bei unseren Entscheidungen genügend an die Bedürfnisse und die Wertvorstellungen der Bürger? Der Normalbürger kriegt ja gar nicht mit, was ihm im fernen Brüssel geschieht, oft wird es gar nicht mehr in die deutsche Sprache übersetzt. Wo ist das mit ausreichenden Kompetenzen ausgestattete Europäische Parlament, das den Multis noch Gesetze aufzwingen könnte? Herr in Europa ist die EG-Kommission, ein gewaltiger Verwaltungsapparat, der auf dem Papier vom Ministerrat, das heißt von den Regierungen der zwölf Mitgliedstaaten, gesteuert wird. Doch die Macht der Kommission hat sich unheimlich vergrößert, seitdem für Entscheidungen des Ministerrats das Mehrheitsprinzip eingeführt wurde. Jetzt läuft es bei der Schaffung des Binnenmarktes so: Will die Kommission einen Vorschlag beim Rat durchsetzen, so braucht sie nur eine Mehrheit der Ratsmitglieder auf ihre Seite zu ziehen. Will dagegen der Rat von einem Vorschlag abweichen, auf den sich zuvor die Kommission mit dem Europäischen Parlament verständigt hat, so kann er dies nur einstimmig erreichen. Aus einer zu Recht geplanten Wirtschaftsgemeinschaft wird plötzlich ein Einheitsbrei, der die Volksindividualitäten auslöschen wird, dem Einzelnen die Freiheit nimmt und das in den einzelnen Staaten in Jahrhunderten gewachsene kulturelle und rechtliche Leben beseitigen wird. Welche Kräfte stehen eigentlich dahinter, wenn gewachsene Ordnungen zerstört werden sollen, wenn eine autokratische Behörde planen darf, ohne demokratische Legitimation, wenn eine weitere Naturzerstörung vorauszusehen ist und wenn wir alle wesentliche Teile unserer Freiheitsrechte an diese Behörde abgeben sollen?

Die Nivellierung der Medizin

Der Medizinische Bereich ist von dieser Gleichmacherei nicht ausgenommen. Auch hier wird von „Harmonisierung" gesprochen. Der Etikettenschwindel wird deutlich! Das Lieblingswort der EG-Bürokraten bedeutet eben nicht Harmonie, sondern Nivellierung und Gleichmacherei. Aber die Initiatoren sind um verschleiernde Worte nicht verlegen. Es werden von der EG finanzierte Forschungen im Bereich der Medizin durchgeführt, um die „jeweils beste Medizin" für die EG-Bürger festzulegen. Wie weit der das Geistesleben unterdrückende Einheitstaat in der EG schon gediehen ist, zeigt die Antwort des Vizepräsidenten der EG-Kommission, Herrn Narjes, auf eine Anfrage über Forschung und Entwicklung neuer (Herz)Medikamente im Bereich des von 1987 bis 1991 laufenden vierten Programms zur Koordinierung von Forschung und Entwicklung im Bereich von Medizin und Gesundheitswesen: „Auf diesem Gebiet laufen folgende Aktionen: Es wurde eine europaweite Untersuchung an etwa 10 000 Infarktpatienten vor Krankenhausbehandlung eingeleitet, wobei zwei Medikamente miteinander verglichen wurden: ein thrombolytischer Wirkstoff sowie ein Beta-Blocker und eine Kombination der beiden. Es wird angenommen, daß sowohl die Früh- wie auch die Spätsterblichkeit bei Herzinfarkt durch eine früh einsetzende Behandlung mit Medikamenten verringert werden könnte." Der „Große Bruder" wird dann wohl eine der beiden Behandlungen für alle Herzinfarkt-Patienten innerhalb der EG zur Verpflichtung machen. Die Abgeordnete Marie-Noelle Lienemann stellte folgende schriftliche Anfrage an die Kommission: „Alternative Heilkunden werden in immer stärkerem Maße als eine andere Möglichkeit zur Heilung von Krankheiten angewendet. Hat die Kommission die Absicht, Initiativen zu ergreifen, um sie zu erforschen und ihre Anwendung im wesentlichen zu fördern?" Die Antwort von Herrn Marin entlarvt die Absichten der Kommission und zeigt, was wir von der EG zu erwarten haben: „In einigen Mitgliedstaaten sind die alternativen Heilverfahren ziemlich weit verbreitet, aber bisher beruhen sie nicht auf einer vergleichbaren Versuchsbasis, wie dies zu Recht von den medizinischen Behandlungen gefordert wird. Angesichts der sozialen, wirtschaftlichen und ethischen Probleme, die sich aus einer solchen Initiative ergeben würden, wird die Kommission diese Heilverfahren erst dann prüfen oder zu ihrer Verbreitung beitragen, wenn ihre Wirksamkeit erwiesen ist." Das veranlaßte Frau Noelle Lienemann am 23. Januar 1987 zu einer weiteren Frage: „In ihrer Antwort erklärt die Kommission, deshalb keine Studien über die Alternativmedizin zu veranlassen, weil sie sich nicht auf vergleichbare, experimentelle Grundlagen stützt, wie man sie mit Fug und Recht von medizinischen Behandlungen fordert. Kann die Kommission darlegen, wie man unter diesen Bedingungen über ernsthafte Studien verfügen kann, die ihre Wirksamkeit zeigen? Die Kommission scheint also der Ansicht zu sein, daß der Verkauf homöopathischer Medikamente soziale, wirtschaftliche und moralische Probleme aufwirft. Kann sie diesen Standpunkt bestätigen?" Antwort von Hern Marin im Namen der Kommission: „Die Wirksamkeit einer Heilbehandlung wird in randomisierten Doppelblindversuchen nachgewiesen, die zeigen, daß das Heilmittel besser wirkt als ein Plazebo. Diese Methode wird zur Beurteilung der medizinischen Behandlungen angewandt. Zwar besteht in der Öffentlichkeit ein wachsendes Interesse für die Alternativmedizin, doch wird dies von den kompetenten wissenschaftlichen Kreisen nicht geteilt; außerdem deutet derzeit in der medizinischen Fachliteratur nichts darauf hin, daß Alternativheilmittel wirksamer sind als Plazebos. Unter diesen Voraussetzungen bestätigt die Kommission erneut, daß sie nicht beabsichtigt, dieses Problem zu untersuchen, auch angesichts anderer Prioritäten, mit denen sie konfrontiert ist, sowie der ihr auferlegten Haushaltsbeschränkungen. Diese Behandlungen können bei der ärztlichen Versorgung wirtschaftliche Probleme aufwerfen, die die Vorschriften der sozialen Sicherheit in Frage stellen. Die Krankheitskosten werden in den Mitgliedstaaten von der sozialen Sicherheit, das heißt, von der Gemeinschaft der Bürger getragen, die das Recht haben zu fordern, daß die erstatteten Behandlungen eine öffentlich anerkannte Wirksamkeit haben." Hier haben wir sie, die Forderung nach dem „wissenschaftlich gesicherten Nachweis", mit dem die Gegner die Biologische Medizin schon 1976 bei der Novellierung des Zweiten Arzneimittelgesetzes vernichten wollten, mit denen heute noch das Bundesgesundheitsamt gegen ihre Therapieformen und gegen ganze Familien von Medikamenten zu Felde zieht. Mit dieserArgumentation würde die Biologische Medizin durch die EG vollständig beseitigt werden. Zwar liegen nun zwei Schreiben vom Präsidenten der Kommission, Lord Cockfield und von Vizepräsident Narjes in bezug auf die Naturheilkunde vor - etwa mit dem Tenor: Ihr braucht euch doch noch gar nicht aufzuregen, die Kommission wird sich in absehbarer Zeit noch nicht mit euch beschäftigen. Und diese „beruhigenden" Worte haben wiederum eine ganze Reihe von Leuten in bezug auf die medizinische Entwicklung in der EG „optimistisch" gestimmt. Trotzdem bleibt der Tatbestand, daß die oben zitierten Äußerungen die einzigen offiziellen Stellungnahmen der Kommission sind. Neueste Verhandlungen zeigen auch, daß die Kommission von dieser Auffassung bis heute noch nicht abgerückt ist.

Wir haben im Arzneibereich der Bundesrepublik den Pluralismus in der Medizin bis zu einem gewissen Grad durchgesetzt, zumindest ist er im Arzneimittelgesetz verankert. Die EG-Kommission richtet sich jedoch keinen Deut danach. Im Vergleich zu den Verhandlungen mit der EG ist die Auseinandersetzung um das Zweite Arzneimittelgesetz eine einfache Sache gewesen: Man wußte, mit wem man zu verhandeln hat, man wußte, daß die Entscheidungen in der Öffentlichkeit des Parlaments fallen werden. Davon ist in der EG aber keine Rede. Eine Behörde entscheidet über das Schicksal der Bürger. Wir sollten trotzdem alles daransetzen zu verhindern, daß in Europa die Leninsche Vision von der Welt als einem großen Kontor und einer großen Fabrik verwirklicht wird. Wir sollten unsere Regierung veranlassen, die in

Mitteleuropa gewachsene Biologische Medizin und die Therapiefreiheit innerhalb der EG zu vertreten.

„Volk und Knecht und Überwinder, sie gestehen zu jeder Zeit, höchstes Glück der Erdenkinder allein sei die Persönlichkeit (Goethe)".

5. DIE ENTPERSÖNLICHUNG

Verfolgt man die einzelnen Schritte auf ihre Gesamttendenz hin, dann kommt eine Strategie zum Vorschein, die sich wie ein großer Plan ausnimmt:

1. Der Bundesarbeitsminister nimmt bewährte Arzneimittel aus der Erstattung durch die Krankenkassen heraus. Er bestimmt, bei welchen Mitteln der „therapeutische Nutzen nicht nachweisbar ist". (Er ist dabei an keinerlei Vorschrift gebunden.)

2. Der Bundesausschuß der Ärzte und Krankenkassen benennt weiter Mittel, die auf Kasse nicht mehr erstattet werden. Er bestimmt die Mittel, die nicht „wirtschaftlich" sind, wegen „fraglicher Wirksamkeit" usw. Bei der Zusammensetzung des Ausschusses ist zu erwarten, daß nur schulmedizinische Gesichtspunkte geltend gemacht werden.

3. Der Medizinische Dienst bei den Krankenkassen kann jederzeit in die Therapie der Ärzte eingreifen. Bis jetzt ist er noch an keine Kriterien gebunden, aber mit Sicherheit wird auch hier die Biologische Medizin auf der Strecke bleiben.

4. In der EG will man künftig nur noch Mittel mit einer „öffentlich anerkannten Wirksamkeit" zulassen. Dagegen zu protestieren hat keinen Sinn, da die EG-Kommission jeder parlamentarischen Kontrolle enthoben ist, gleichsam einer übermenschlichen Hierarchie angehört.

5. Wenn noch Reste der Biologischen Medizin diesen Kahlschlag überstanden haben sollten, dann tritt die Weltgesundheitsorganisation (WHO) auf, bei der bereits der Antrag vorliegt, weltweit die Zahl der Medikamente

auf vierhundert zu begrenzen! Dazu der Konstanzer Soziologe Prof. Baier: Das WHO-Programm: die totale Gesundheit. Die bundesdeutsche Entwicklung des Sozialstaats und seines Komplements der Expertenmedizin ist freilich nur ein Beispiel, vielleicht wegen der Schwemme öffentlicher Gelder und kollektiver Bedürfnisse vor der Rezession, ein extremes der internationalen Szene. Dafür gibt die Definition der Weltgesundheitsorganisation (WHO) einen guten Beleg. Bekanntlich wird in ihrer Gründungssatzung von 1948 Gesundheit bestimmt als „Zustand vollständigen körperlichen, seelischen und sozialen Wohlbefindens, nicht allein Freisein von Krankheit und Gebrechen", wobei die Herstellung und Bewahrung dieses Status den öffentlichen Gewalten der jeweiligen Länder übertragen wird. Drei Grundzüge eines weltweiten Trends zur Vergesellschaftung , Verstaatlichung und Verwirtschaftlichung des Medizinwesens werden damit mit Klarheit ausgedrückt. Erstens wird das Ideal eines „gesunden Lebens", so wie es durch die moderne, sprich: europäische Medizin angeblich erreichbar ist, für alle Menschen verbindlich erklärt. Nicht mehr der einzelne entscheidet, was für ihn bekömmlich, was er für ein Leben führen will, sondern „Gesundheit" wird zu einer von der Gesellschaft auferlegten sozialen Norm. Krankheit, Gebrechen, Leiden als selbstangenommene Daseins- und Steigerungsform im Diesseits für ein erlöstes Jenseits, wie wir sie im Christentum und den anderen, vor allem asiatischen Hochreligionen finden, wird weltfremd, zivilisationsfeindlich. Die Säkularisierung eines der letzten transzendenten, nämlich in die Autonomie der Persönlichkeit gelegten Ideale ist damit vollzogen. Eine politische Organisation der antizipierten Weltgesellschaft definiert und praktiziert Gesundheit als soziale Aufgabe schlechthin. Zweitens ist jetzt und künftig Vorsorge, Heilung und Nachsorge nicht mehr auf die klassischen Aufgaben der Medizin beschränkt, Körper und Seele des einzelnen gesund zu halten und Krankheiten von ihm abzuwenden. Denn deutlich erweitert diese Definition den Kanon der Heilkunde auf soziale Einstimmung und soziale Führung der Massen bis hin zu dem gewiß utopischen Ziel ihres objektiven und subjektiven Wohlbefindens. Damit wird Medizin schon in dieser knappen Festlegung eine öffentliche, eine staatliche Aufgabe. Denn nicht Ärzte und ihre Helfer vermögen mit solchen Zielen in die Gesellschaft einzugreifen, sondern allein politische Macht. Der autoritäre Sozialstaat mit administrierter Gesundheitspolitik war immer schon der harte ideologische Kern des WHO-Programms.

Drittens wird durch die Gesundheitsorganisation der Vereinten Nationen Gesundheit im radikalen Sinne als technisch machbar und als ökonomisch berechenbar begriffen. Die Herstellung von „körperlichem, seelischem, sozialem Wohlbefinden" im weltweiten Maßstab wird ein sozial- und medizintechnologisches Problem, für das allein der technische und ökonomische Fortschritt veranschlagt wird. „Subjektive und objektive Wohlbefindlichkeit" wird damit ein Thema der Gesundheitstechnik und Gesundheitsökonomie. Der Fortschritt in Wissenschaft, Technik und Praxis der Medizin ist - in der Konsequenz des Genfer Gesundheitsprogramms - allein eine Funktion der technologischen Innovation und des investierten Kapitals. Das meine ich, wenn ich sage, daß die WHO mit ihrer Definition in einem Dreischritt die moderne Medizin sozialisiert, politisiert und schließlich ökonomisiert.

Wir haben also eine globale Entwicklung des Gesundheitswesens vor uns, für die das bundesdeutsche System der sozialen Sicherung nur ein sehr fortgeschrittenes Exempel, der bundesrepublikanische Sozialstaat nur ein besonders anschauliches Beispiel ist. Wir sind eine Provinz auf der Weltkarte der „vergesellschafteten Medizin". Dies wird in geradezu schmerzhafter Weise deutlich bei dem neuen WHO-Programm „Gesundheit 2000", das das

„Regionalbüro für Europa" in Kopenhagen seit 1978 beraten und 1984 endgültig beschlossen hat, zuguterletzt von unserer Gesundheitsministerin 1986 amtlich übernommen worden ist. Es demonstriert - angesichts des Welthungers und der Weltverschuldung - die Abkehr von der teuren technisierten und chemisierten Krankenhausmedizin und propagiert eine angeblich billigere Basismedizin des Alltags mit gesundheitserzogener Laienkompetenz. In der Tat haben wir aber vor uns eine Verdrängung der traditionellen Medizinberufe und ihrer Ausrichtung auf den einzelnen Kranken und Gebrechlichen durch die neuen Gesundheitsberufe des Epidemiologen, des Präventions- und Rehabilitationsexperten, des Gesundheitserziehers oder des Informatikers, die - viel moderner - auf die Kollektive des Sozialstaates orientiert sind. In der Wirkung handelt es sich um den endgültigen Durchgriff der staatlichen Gesundheitsdienste und körperschaftlichen Gesundheitsverwaltungen in die private Lebenswelt der Gesunden wie der Kranken. „Gesundheit für alle im Jahre 2000" ist, realistisch besehen, ein gesundheitspolitischer „Flop"; ideologisch betrachtet, ist es ein gefährlicher Plan zur staatlichen Übermachtung der Individuen mit populistischen Versprechungen. Die WHO verschärft die Tendenz von der Hochleistungs- zur Sozialmedizin, vom autoritären zum totalitären Sozialstaat. (Horst Baier „Ehrlichkeit im Sozialstaat" Edition Interfrom S. 62 f.)

Man wird an den „letzten Menschen" in der Vorrede zu Nietzsches Zarathustra erinnert: „Was ist Liebe? Was ist Schöpfung? Was ist Sehnsucht? Was ist Stern?"- so fragt der letzte Mensch und blinzelt. Die Erde ist dann klein geworden, und auf ihr hüpft der letzte Mensch, der alles klein macht. Sein Geschlecht ist unaustilgbar wie der Erdfloh; der letzte Mensch lebt am längsten. „Wir haben das Glück erfunden" - sagen die letzten Menschen und blinzeln. Krank-werden und Mißtrauen-haben gilt ihnen als sündhaft: man geht achtsam einher. Ein Tor, der noch über

Steine oder Menschen stolpert! Ein wenig Gift ab und zu: das macht angenehme Träume. Und viel Gift zuletzt, zu einem angenehmen Sterben. Man arbeitet noch, denn Arbeit ist eine Unterhaltung. Aber man sorgt, daß die Unterhaltung nicht angreife. Man wird nicht mehr arm und reich: beides ist zu beschwerlich. Wer will noch regieren? Wer noch gehorchen? Beides ist zu beschwerlich. Kein Hirt und eine Herde! Jeder will das gleiche, jeder ist gleich: wer anders fühlt, geht freiwillig ins Irrenhaus."

6. NOTWENDIGE REFORMEN IM GESUNDHEITSWESEN

Zur Einführung

Die Mängel im Gesundheitswesen hängen wesentlich mit einem Mißverständnis über die Aufgaben eines freiheitlichen demokratischen Rechtsstaates zusammen. Anstatt sich aller inhaltlicher Stellungnahmen und Einwirkungen in die Entfaltungsrechte der Bürger zu enthalten, greift der Staat in die Wissenschaftsauseinandersetzung ein und macht sich zum Anwalt einer dogmatischen, auf Experimente reduzierten Medizin. Damit präjudiziert er eine Therapierichtung und greift in unzulässiger Weise in die Entscheidungsfreiheit von Arzt und Patient ein.

Der Staat kann aber nur die Aufgabe haben, für eine Rechtsordnung zu sorgen, die dem Bürger die Möglichkeit zur Entwicklung und Entfaltung seiner persönlichen Kräfte offenhält und garantiert. Davon spricht Wilhelm von Humboldt in seiner Schrift: „Ideen zu einem Versuch, die Grenzen der Wirksamkeit des Staates zu bestimmen."*

Er unterscheidet im Verhältnis von Staat und Bürger zwischen einem positiven und negativen Wohl. Nach Humboldt hat der Staat sich ausschließlich um das negative Wohl dem Bürger gegenüber zu kümmern; das heißt, er hat die Aufgabe, ihn vor Schaden zu bewahren. Das positive Wohl dagegen, nämlich die Frage, was der Bürger für sein Glück und Wohlergehen tun soll, muß alleine in dessen Entscheidung liegen. Der Staat hat sich auf dem Gebiet der Entfaltungsrechte des Bürgers aller positiven Fürsorge zu enthalten. Nur wenn eine Tätigkeit des Bürgers mit Schaden für andere verbunden sein kann, ist der Staat gefordert:

„Der Zweck des Staates kann nämlich ein doppelter sein: Er kann Glück befördern oder nur Übel verhindern wol-

---

*Verlag freies Geistesleben Stuttgart 1962

len und im letzten Fall Übel der Natur oder Übel der Menschen. Schränkt er sich auf das letztere ein, so sucht er nur Sicherheit, und diese Sicherheit sei es mir erlaubt,einmal allen übrigen möglichen Zwecken, unter dem Namen des positiven Wohlstandes vereint, entgegenzusetzen." Humboldt faßt dann seine Untersuchungen in dem Satz zusammen: „Der Staat enthalte sich aller Sorgfalt für den positiven Wohlstand der Bürger und gehe keinen Schritt weiter als zu ihrer Sicherstellung gegen sich selbst und gegen auswärtige Feinde notwendig ist; zu keinem andren Endzwecke beschränke er ihre Freiheit." Es ist die Aufgabe der Bürger - und der demokratisch verfaßten Gesellschaft - den Staat in seine Grenzen zurückzuweisen, wenn er die ihm zugewiesenen Hoheitsaufgaben überschreitet und in Tätigkeiten der Bürger eingreift, die in deren freier Entscheidung liegen.

Beschränkung des Staates auf seine Hoheitsrechte

In der Gesundheitspolitik bedeutet dies, daß der Staat nur für Sicherheit zu sorgen hat, indem er den Bürger vor Schaden bewahrt. Auf dem Gebiet der Gesundheit und des Arzneimittelwesens gehört es nicht zu den Aufgaben des Staates, die Wirksamkeit von Arzneimitteln zu beurteilen, sondern mögliche Nebenwirkungen von Arzneimitteln zu begrenzen. Es ist ein Unding, wenn im Gesundheitsreformgesetz der Staat – in unserem Falle sogar der Bundesarbeitsminister – feststellen kann, ob der „therapeutische Nutzen" eines Arzneimittels nachgewiesen ist. Er kann deshalb auch nicht aus eigener Machtvollkommenheit Arzneimittel aus der Kassenerstattung ausschließen.

Wir haben es nicht nur im Bereich der Medizin mit Übergriffen des Staates in die Tätigkeit der Bürger zu tun, die zu ernsten Folgen für ihre Gesundheit führen können. So hat er zum Beispiel im Bereich der Landwirtschaft lange

Zeit Methoden gefördert, die zu den heute bekannten Katastrophen im Bereich der Umwelt geführt haben. Die Verseuchung unseres Trinkwassers ist ein Beispiel. Der Staat hätte seine Sorgfalt darauf verwenden müssen, diese Methoden - die Schäden in der Landwirtschaft sind ja seit Jahrzehnten absehbar - zu verhindern. Stattdessen hat er es den Bürgerinitiativen - meist unter Diskriminierung – überlassen, auf die Umweltschäden hinzuweisen und mit unzulänglichen Mitteln die staatlichen Versäumnisse abzumildern.

In der Medizin ist es nicht Sache des Staates, in die Therapie der Ärzte und in die therapeutischen Wünsche der Patienten regulierend, das heißt fördernd oder hemmend einzugreifen. Er „enthalte sich aller Sorgfalt für den positiven Wohlstand der Bürger". Diese Gesichtspunkte liegen den nachfolgenden Ausführungen zugrunde.

ZUR KOSTENSTEIGERUNG IM GESUNDHEITSWESEN

Die Kostensteigerungen im Gesundheitswesen haben den Gesetzgeber auf den Plan gerufen. Das „Gesundheitsreformgesetz" soll Abhilfe schaffen. Anstatt jedoch die Verantwortlichkeit des einzelnen Bürgers wachzurufen und ihn in die Selbständigkeit und Selbstverantwortung zu führen, hat der Gesetzgeber sich zu staatlicher Reglementierung der Medizin, zur bürokratischen Kontrolle und Gängelung der Bürger entschlossen.

Der Bundesarbeitsminister sowie der einseitig besetzte Bundesausschuß der Ärzte und Krankenkassen und ein „Medizinischer Dienst" der Krankenkassen sollen zukünftig weitgehend die Therapie der Ärzte bestimmen. Es ist vorauszusehen, daß das bisher freie Arzt-Patienten-Verhältnis auf der Strecke bleiben würde. Vor allem wären die therapeutischen Alternativen zur chemisch-pharmakologischen Medizin weitgehend beseitigt. Wenn dem nicht entgegengesteuert wird, ist der Trend zu chronischen Krankheiten und damit zur Kostensteigerung vorprogrammiert. Der Weg zur Staatsmedizin wäre beschritten, die Therapiefreiheit der Ärzte und letztendlich ein freier Berufsstand beseitigt. Die Patienten, das heißt die Bürger, würden auf dem Gebiet der freien Therapiewahl entmündigt.

Dabei werden aber die wahren Ursachen der Kostensteigerung wohlweislich verschwiegen:

Ursache Nr. 1
Die Verwissenschaftlichung der Medizin

Die zur Zeit an den Hochschulen gelehrte Medizin wird zunehmend vom naturwissenschaftlich-technischen Denken beherrscht. Der Arzt wird zum „Anwender von Wissenschaft", zum Techniker im modernen Sinn des

Wortes. Die Ganzheit des Menschen, seine Biographie und sein Krankheitsschicksal werden außer acht gelassen. Behandelt werden nur einzelne Symptome, die Beurteilung erfolgt nach pharmakologischen Parametern. Die Wirksamkeit am Menschen wird auf Einzelwirkungen reduziert.

Da dieser Wissenschaft in der Erforschung von immer mehr Einzelheiten keine Grenzen gesetzt sind - jede zu Tage geförderte neue Einzelheit weist auf weitere Einzelheiten hin - wird das ärztliche Handeln von ihr dogmatisch bestimmt. Die Atomisierung des Wissens ist eine der Ursachen für die uferlose Kostensteigerung und die Unbezahlbarkeit der Medizin im ganzen.

Ursache Nr. 2
Technische Megalomanie

Hinzu kommt die ständige Zunahme der technischen Möglichkeiten. Ihre Nutzung gehört zur Perfektionierung der ärztlichen Verfahren und trägt ebenfalls erheblich zur Kostensteigerung bei. Wenn zum Beispiel heute komplizierte Herzoperationen oder Knochenmarkstransplantationen möglich sind, dann muß diese Zunahme der technisch-operativen Errungenschaften zwangsläufig in die Kosten der Gesundheitsleistungen eingehen.

Ursache Nr. 3
Fremdbelastungen der Krankenversicherung

Die gesetzliche Krankenversicherung wird mit Leistungen belastet, die nicht zu ihren eigentlichen Aufgaben gehören. Dazu schreibt der Dortmunder Professor für Wirtschafts- und Sozialstatistik Walter Krämer:

„Der Leistungskatalog unserer Krankenkassen quillt über von Dingen, die darin nichts zu suchen haben. Sterbegeld etwa mag sinnvoll gewesen sein, als kein Arbeiter sich ein ‚normales' Begräbnis leisten konnte.

Es gibt heute nichts, das die Krankenkasse nicht bezahlt

oder auf Drängen von Interessenten künftig zahlen soll, von der Geschlechtsumwandlung auf Rezept bis zur Pilgerfahrt nach Lourdes. Menschen ohne Gehör, so das Sozialgericht Hildesheim, haben Anspruch darauf, von ihrer Krankenkasse eine ‚optische Klingelanlage‘ für ihre Haustür finanziert zu bekommen. Für gehörlose Mütter müssen die Kassen außerdem einen ‚Babysignalaufnehmer‘ bezahlen. Nach einem Urteil des Landessozialgerichtes Nordrhein-Westfalen müssen die Krankenkassen asthmakranken Kindern nicht nur die Medikamente, sondern mit den Eltern zusammen auch eine Ferienwohnung in klimatisch günstiger Gegend finanzieren. ‚Darauf weist die Arbeitsgemeinschaft Allergiekrankes Kind – Hilfen für Kinder mit Asthma, Ekzem oder Heuschnupfen e.V. (A.A.K.) in ihrem jüngsten Mitgliederrundschreiben hin‘, war kürzlich in der Presse zu lesen. Ausreichend dafür sei, daß das Zusammensein des Kindes mit zumindest einem Elternteil für die allgemeine Entwicklung des Kindes wichtig sei‘. Mit dem gleichen Argument werden sich clevere Eltern bald Spielzeug und Nachhilfeunterricht von der Krankenkasse bezahlen lassen. Ein geneigter Sozialrichter wird sich sicher finden.“*

Alle Leistungen dieser Art sind, wenn sie von einer Gemeinschaft bezahlt werden, Sozialleistungen. Die Kriterien, nach denen sie geleistet werden, müssen von der Sozialpolitik getragen werden. Zuständig sind dafür die Sozial- und Versorgungsämter.

Ursache Nr. 4
Das zum Mißbrauch verführende Sachleistungsprinzip in der gesetzlichen Krankenversicherung

Eine weitere Ursache für die Kostensteigerung ist das sogenannte „Sachleistungsprinzip“ der Pflichtkrankenkassen. Der Patient erhält weder eine Rechnung noch einen

---

Walter Krämer: Die Krankheit des Gesundheitswesens. S. Fischer, S. 236.

Durchschlag der Rechnung. Er hat keinen Überblick über die Kosten, die er verursacht und - da er zu keiner Mitbeteiligung und Mitverantwortung an den Kosten herausgefordert ist - keinen materiellen Anlaß, von sich aus die Kosten bei Inanspruchnahme von ärztlicher Leistung zu senken.

Das Gesundheitsreformgesetz übersieht geflissentlich die Ursachen

Von diesen wirklichen Gründen der Kostensteigerung ist keine im Gesundheitsreformgesetz berücksichtigt. Man will nicht die Wurzeln des Übels sehen, sondern versucht lediglich dilettantisch Auswüchse zu beschneiden. Ein System von Verordnungen, Listen und Ausnahmeregelungen überzieht Ärzte und Krankenkassen. Daß für Brillen, Zahnersatz und Hörgeräte jetzt weniger erstattet wird, mag fraglich oder berechtigt sein, aber hier handelt es sich eben nur um ein Kurieren an den Symptomen und ändert nichts Grundlegendes.

Ein gewisser Kostenrückgang ist durch die Festbetragsregelung zu erwarten, jedoch werden die pharmazeutischen Firmen ihre Entwicklungskosten an anderer Stelle verrechnen müssen. Außerdem ist anzunehmen, daß sie einen Teil ihrer Produktion in Billigländer verlegen. Ob die Festbetragsregelung unter dem Strich eine Kostendämpfung bringt, ist zu bezweifeln.

Eine grundlegende Neuregelung im Gesundheitswesen ist erforderlich! Mit dem vorliegenden Gesundheitsreformgesetz werden jedoch keine Kosten gesenkt, im Gegenteil. Der weitere Ausbau einer kostenintensiven und gigantischen Bürokratie wird jede durch Kontrollen erzwungene Einsparung verschlingen.

VORSCHLÄGE UND VORAUSSETZUNGEN FÜR EINE WIRKLICHE KOSTENDÄMPFUNG IM GESUNDHEITSWESEN

Das Vertragsprinzip zwischen Arzt und Patient

Das Vertragsprinzip und das Gegenseitigkeitsverhältnis zwischen Arzt und Patient müssen die rechtliche Grundlage des Gesundheitswesens bilden.

Auftraggeber der ärztlichen Leistung ist der Patient. Für den größten Teil der Versicherten muß ein Kostenerstattungssystem eingeführt werden.

Der Patient erhält eine überprüfbare Rechnung und rechnet mit seiner Krankenkasse ab. Dabei ist eine prozentuale Mitbeteiligung des Patienten, die Bestandteil des Versicherungsvertrages sein muß, an den Kosten erforderlich. Die Mitbeteiligung muß dem Einkommen entsprechend gestaffelt sein. (Bei der Eisenbahnerversicherung funktioniert dieses System seit Jahrzehnten bestens.)

Die Versicherungstarife sind so zu gestalten, daß auf alle Fälle das große Risiko voll durch die Krankenkasse abgedeckt wird. Für alle übrigen ärztlichen und Krankenhaus-Leistungen sind Tarife mit gestaffelter Selbstbeteiligung mit dem Ziel zu entwickeln, daß nur wirklich notwendige Leistungen in Anspruch genommen werden.

Versicherungsvertrag, Patient-Arzt-Verhältnis und freier Markt

Auch im Bereich der Krankenversicherung ist ein freier Markt möglich. Die derzeitige Zentralisierung mit Richtung auf eine Einheitskrankenversicherung, die letztendlich die Medizin beherrschen würde, widerspricht den demokratischen und freiheitlichen Grundsätzen.

Eine Vielfalt des Versicherungsangebotes ist anzustreben (bei einer gesetzlich festgelegten Grundversicherung zur Abdeckung des großen Risikos). Der Bürger muß frei entscheiden können, welche Versicherungsart er wählt. Dies gilt sowohl für die Höhe der Versicherung als auch für die Vielfalt der therapeutischen Richtungen. Inhaltliche Eingriffe, wie eine Arzneimittelnegativliste oder gar eine Positivliste sind dann nicht erforderlich.

Das Sozialprinzip im Gesundheitssystem

Für die einkommensschwachen Gruppen der Bevölkerung soll das Krankenscheinsystem weiter bestehenbleiben. Doch sollte hier eine Pauschalhonorierung der Ärzte in Erwägung gezogen werden.

Kostenbeteiligung an Arzneimitteln

Der Patient sollte auch an den Arzneimittelkosten prozentual beteiligt werden. Eine Obergrenze kann festgelegt werden. Für Härtefälle müssen Ausnahmeregelungen gelten. Wichtig ist diese Art der Beteiligung (mit einer Obergrenze), da sonst bei einer festgelegten Beteiligung pro Arznei keine Kostensenkung eintritt, im Gegenteil, dies führt nur zur Verordnung von Großpackungen.
Für die einkommensschwachen Bevölkerungsgruppen gilt das Sozialprinzip.
Diese Regelungen würden mit Sicherheit eine Kostensenkung bewirken, sie würden aufwendige Kontrollorgane überflüssig machen. Dem Bürger würde auf dem Gesundheitsgebiet die Eigenverantwortung zurückgegeben.

Gleichberechtigung der Biologischen Medizin - in all ihrer Vielfalt - mit der chemisch-pharmakologischen Medizin

Es kann nicht länger hingenommen werden, daß von den staatlichen Universitäten keine Lehrangebote für die Biologische Medizin vorliegen, obwohl weit über die Hälfte der Bevölkerung die Behandlung mit biologischen Heilmitteln wünscht – dies gilt insbesondere für die Therapierichtung der Homöopathie, der Anthroposophischen Medizin und der Phytotherapie. Das trifft auch für die Behandlung in öffentlichen Krankenhäusern zu, in denen die Patienten auf Wunsch - soweit keine medizinische Indikation zur Notfallbehandlung besteht - biologisch behandelt werden sollten.

Kostengünstigere Therapie mit biologischen Heilmitteln

Die vorgeschlagenen Maßnahmen werden zu einer weiteren Kostendämpfung im Gesundheitswesen führen. Wir können zeigen, daß biologische Behandlungen billiger sind und - da keine Nebenwirkungen auftreten - auch keine Folgekrankheiten mit entsprechenden Kosten nach sich ziehen.

DIE PRIVATEN KRANKENVERSICHERUNGEN

Das Vertragsprinzip und das Gegenseitigkeitsverhältnis zwischen Arzt und Patient müssen auch bei den privaten Krankenversicherungen die Grundlage sein. Das heißt, die Versicherungen müssen sich weitgehend der inhaltlichen Beurteilung der Therapie enthalten. Die in der Gebührenordnung für Ärzte gegebenen Hinweise auf „Wirtschaftlichkeit" und „medizinische Notwendigkeit" haben nur dann einen Sinn, wenn neutrale Gremien über diese Fragen entscheiden. Da der behandelnde Arzt kein Vertragsverhältnis zu der privaten Krankenversicherung hat, sondern der Patient, andererseits zwischen Arzt und Patient ein Behandlungsvertrag besteht, liegt hier ein Eingriff von dritter Seite in Diagnostik und Therapie des Arztes vor. Die Entscheidungen der Krankenkassen sind praktisch nicht anfechtbar, da es keine Schiedsstelle gibt und der Patient die gerichtliche Auseinandersetzung mit seiner Krankenkasse scheut, und sie ihm auch nicht zumutbar ist. Formulierungen wie „allgemein anerkannter Stand der Wissenschaft", „Wirtschaftlichkeit", „medizinische Notwendigkeit" sind zu allgemein, als daß sie hilfreich sein könnten. Die privaten Krankenkassen müssen in ihren Verträgen klar definieren, welche Leistungen sie nicht erstatten.

Im übrigen gilt das bei dem in dem Teil über die Pflichtkrankenkassen bereits Dargestellte: Es muß eine Vielfalt an Angeboten vorhanden sein - auch bezüglich des Leistungsumfanges, da es sonst zur Monopolisierung der Leistungen und damit zur Reglementierung der Behandlung durch die Krankenkassen kommt.

Des weiteren wäre auch hier eine prozentuale Mitbeteiligung des Patienten an den Kosten erforderlich, da nur dann der Patient einen materiellen Anlaß hat, die Leistungen gering zu halten. Je nach der Höhe der Selbstbeteiligung müßten auch hier verschiedene Verträge angeboten werden.

Ferner müßten Schiedsstellen eingerichtet werden, die im Fall von Streitigkeiten vor der Anrufung eines Gerichtes einzuschalten sind.

Diese müßten pluralistisch besetzt sein, so daß ärztlicherseits diejenigen Ärzte urteilen, die auch über praktische Erfahrung in den jeweiligen Therapierichtungen verfügen.

DAS GESUNDHEITSREFORMGESETZ

Mitbeteiligung der Patienten bei der Erteilung des Behandlungsauftrages an den Arzt; Leistungs- und Kostenkontrolle durch den Versicherten

Durch eine Realisierung der obigen - echten - Reformvorschläge wären viele Passagen des Gesundheitsreformgesetzes überflüssig. Durch die Mitbeteiligung an den Kosten ist der Bürger an einer sparsamen Verordnung interessiert. Nur er selbst und der Arzt können entscheiden, ob ein Arzneimittel für ihn richtig ist. Im Gesundheitsreformgesetz - (GRG) - darauf wurde bereits hingewiesen - ist der Bundesarbeitsminister bevollmächtigt, für alle Kassenärzte verbindlich zu entscheiden, ob ein Arzneimittel auf Versicherungskosten erstattungsfähig ist oder nicht. Er kann zum Beispiel entscheiden, ob der (angebliche) „therapeutische Nutzen" nachgewiesen ist oder nicht.

Da die Wirksamkeit aller zugelassenen Medikamente vom Bundesgesundheitsamt unter Mitwirkung der Aufbereitungskommissionen festgestellt ist, müssen diese grundsätzlich durch die gesetzliche Krankenversicherungen auch erstattet werden. Sollte in besonderen Fällen darüber hinaus eine Wirtschaftlichkeitsprüfung erforderlich sein, so müßte diese nach dem Betroffenheitsprinzip von den Vertretern der entsprechenden Therapierichtungen erfolgen. Aufgrund des Gesundheitsreformgesetzes müßte der Bundesausschuß der Ärzte und Krankenkassen pluralistisch besetzt sein; das heißt, mit Ärzten der jeweils betroffenen Therapierichtungen, die auf diesem Gebiet über entsprechende Erfahrungen verfügen. Ein Eingriff des Bundesarbeitsministers in die Therapie, wie dies durch den § 34/3 möglich ist, wird abgelehnt. Der Staat muß sich auf die Prüfung der Rechtmäßigkeit der bestehenden Organe beschränken. Er muß sich - wie oben ausgeführt wurde - der Parteinahme für eine Therapie-richtung strikt enthalten.

Entsprechend muß der Passus im § 94 GRG gestrichen werden, der den Bundesarbeitsminister bevollmächtigt, in die Richtlinien des Bundesausschusses der Ärzte und Krankenkassen einzugreifen beziehungsweise selbst Richtlinien zu erlassen.

Bürokratische Kontrollen überflüssig

Wenn die Kontrollen über den Umfang ärztlicher Leistungen und die dadurch entstehenden Kosten durch die Patienten erfolgen, könnte auf die im GRG vorgesehenen staatlichen Aufsichts- und Kontrollorgane verzichtet werden. Dies gilt vor allem auch für den kostenaufwendigen „Medizinischen Dienst" bei den Krankenkassen, der zur „Sicherung des Behandlungserfolges" tätig werden soll.

Wer kontrolliert die Kontrolleure?

Nach dem Gesundheitsreformgesetz kann sich der Medizinische Dienst zu einem die gesamte Therapie bestimmenden Apparat entwickeln. Wer erläßt die Anweisungen für diesen Apparat? Es können Krankenkassen, Funktionäre oder der Bundesarbeitsminister selbst sein. Man sieht, die Entscheidungsgremien werden immer mehr eingeengt. Aus der Vielfalt der Behandlungen, der Beobachtungen und der Erfahrungen wird ein abstraktes Leistungsgebot. Die Medizin wird nivelliert, wird notwendigerweise eingeschränkt auf wenige meßbare Daten. Eine individuelle Behandlung ist nicht mehr möglich. Von einigen Kassen werden bereits Standardbehandlungen für jede Krankheit gefordert.

Die Arzneimittelnegativliste

Entsprechend dem § 34/3 SGB 5 kann der Bundesarbeits-minister Arzneimittel, „deren Wirkungen wegen der Vielzahl der enthaltenen Wirkstoffe nicht mit ausreichender Sicherheit beurteilt werden können", von der Erstattung durch die gesetzliche Krankenversicherung ausschließen. Der Entwurf einer entsprechenden Negativliste liegt seit dem 6.9.89 vor. Es wurden Obergrenzen für die Anzahl der Kombinationspartner in Kombinationsarznei-mitteln vorgesehen: sechs Kombinationspartner für die biologischen Arzneimittel, drei Kombinationspartner für die schulmedizinische Therapierichtung. Jegliche Festlegung der Anzahl der Kombinationspartner ist medizinisch nicht zu begründen. Es hat sich gezeigt, daß im Bundesarbeitsministerium eine kompetente Beurteilung dieser Frage nicht möglich ist.

Zusätzlich werden auch die Konsequenzen dieses Vorhabens verniedlicht: Für den Bereich der Biologischen Medizin sind etwa zwei-bis dreitausend Arzneimittel betroffen, die zusammen ca. 40 Prozent des Gesamtumsatzes an biologischen Arzneimitteln ausmachen würden. Damit wäre aber der größte Teil dieser Mittel vom Markt. Sie wären auch privat nicht zu erhalten, da die meisten Hersteller den Umsatzrückgang nicht verkraften würden. Aus den obigen Gründen reicht es nicht, eine vernünftige Änderung des Entwurfs zu verlangen, sondern die Ermächtigungsgrundlage für den Bundesarbeits-minister (§ 34.3 SGB 5) muß gestrichen werden.

Während der Drucklegung wurden Änderungen der Negativliste bekanntgegeben. Diese geänderte Negativliste soll Ende 1989 dem Bundesrat vorgelegt werden. In ihr wird die zahlenmäßige Begrenzung der Kombinationspartner in biologischenArzneimitteln aufgehoben. Allerdings gilt dies „ausschließlich" für Arzneimittel mit homöopathischen, anthroposophischen und phytotherapeutischen Bestandteilen. Damit ist eineEinengung der besonderen Therapierichtungen auf die drei genannten Richtungen festgelegt. Andere Gruppen der besonderen Therapierichtungen wie Organotherapie und Enzymtherapie würden nicht unter die neue Regelung fallen, im Gegenteil, für sie würde wie für alle anderen Arzneimittel die Obergrenze von drei Kombinationspartnern gelten. Dies widerspricht sowohl dem Zweiten Arzneimittelgesetz wie dem Gesundheitsreformgesetz selbst; in beiden Gesetzen werden die drei genannten Richtungen als Beispiele für die besonderen Therapierichtungen genannt.

Auch sollen weiterhin biologische Kombinationspräparate der drei genannten Richtungen von der Erstattung durch die gesetzliche Krankenversicherung ausgeschlossen werden, die einen Bestandteil enthalten, für den bei der entsprechenden Kommission am Bundesgesundheitsamt eine Null- oder Negativmonographie vorliegt. Hier liegt ein medizinisch nicht begründbarer Eingriff vor, da die biologischen Komplexpräparate als Ganzes wirken und als „biologische Einheit" beurteilt werden. Hier greift die Negativliste in unzulässiger Weise in das Nachzulassungsverfahren ein, da dieses am Bundesgesundheitsamt noch nicht abgeschlossen ist.

Berücksichtigung des im Arzneimittelgesetz verankerten Pluralismus in der Medizin

Unabdingbare Voraussetzung für ein Gesundheitsreformgesetz ist die Angleichung an das Arzneimittelgesetz vor allem in den Punkten, in denen dieses Gesetz durch Festlegung des Pluralismus in der Medizin die Therapiefreiheit weitgehend sichert. Dem widerspricht bereits der § 2 des Gesundheitsreformgesetzes: „Qualität und Wirksamkeit der Leistungen haben dem allgemein anerkannten Stand der medizinischen Erkenntnisse zu entsprechen ..."

Die Formulierung, daß die „Arzneien und Heilmittel der besonderen Therapierichtungen nicht ausgeschlossen" sind, gewährleistet in keiner Weise die Gleichberechtigung dieser Richtungen. Dieser Hinweis ist so allgemein gehalten, daß er in beliebiger Weise ausgelegt werden kann. An dieser Stelle ist zu fragen: Wer bestimmt (nach § 2 GRG), welches der „allgemein anerkannte Stand der medizinischen Erkenntnisse" ist? Dieser Paragraph gibt keine rechtliche Sicherheit – im Gegenteil. Er muß geändert werden: „Qualität und Wirksamkeit der Leistungen haben dem Stand der medizinischen Erkenntnisse in den jeweiligen Therapierichtungen zu entsprechen." Die auf Artikel 2 sich beziehenden Paragraphen im Gesundheitsreformgesetz sind entsprechend zu ändern.

DAS ARZNEIMITTELGESETZ

Das deutsche Arzneimittelgesetz gilt als das fortschritt-
lichste der Welt. In ihm ist der Wissenschaftspluralismus
gesetzlich verankert. Im Bericht des gesundheitspolitischen Ausschusses zum Arzneimittelgesetz von 1976 wird
dies betont: „Nach einmütiger Auffassung des Ausschusses kann und darf es nicht Aufgabe des Gesetzgebers sein,
durch die einseitige Festlegung bestimmter Methoden für
den Nachweis der Wirksamkeit eines Arzneimittels eine
der miteinander konkurrierenden Therapierichtungen in
den Rang eines allgemein verbindlichen „Standes der
wissenschaftlichen Erkenntnis" und damit zum ausschließlichen Maßstab für die Zulassung eines Arzneimittels zu
erheben. Der Ausschuß hat sich vielmehr bei der Beschlußfassung über die Zulassungsvorschriften, insbesondere bei der Ausgestaltung der Anforderungen an den
Wirksamkeitsnachweis, von der politischen Zielsetzung
leiten lassen, daß sich im Zulassungsbereich der in der
Arzneimitteltherapie vorhandene Wissenschaftspluralismus deutlich widerspiegeln muß."
Es besteht die Gefahr, daß der Wille des Gesetzgebers
durch Verwaltungsvorschriften des Arzneimittelgesetzes
mißachtet wird.
So wurde schlicht übersehen oder vergessen, daß von
den staatlich vorgesehenen Institutionen allein das Risiko
eines Arzneimittels zu beurteilen und keine Nutzen-Risi-
ko-Abschätzung vorzunehmen ist. Den Nutzen eines
Arzneimittels erfährt der Bürger unter der therapeutischen Führung seines verantwortungsbewußten Arztes
selbst. Dabei ist zu berücksichtigen, daß der Nutzen eines
Arzneimittels schon für zwei Patienten sehr unterschiedlich sein kann, obwohl die unerwünschten Arzneimittel-
wirkungen in beiden Fällen gleich sind. Die Therapiefreiheit und die Individualisierung ärztlichen Handelns zum

Wohle des Patienten kann nicht pauschal gewichtet werden.

Durch das Arzneimittelgesetz anerkannte Arzneimittel aufgrund wissenschaftlich aufbereiteten Erfahrungsmaterials

Die Problematik der Arzneimittelbeurteilung, wie sie sich gegenwärtig an den Kombinationspräparaten vor allem der Biologischen Medizin entzündet, wurde Mitte der 70er Jahre in der Bundesrepublik generell diskutiert. Als Grundlage für die Beurteilung der Arzneimittel wurde die medizinische Erfahrung akzeptiert: „Das nach wissenschaftlichen Methoden aufbereitete medizinische Erfahrungsmaterial."

Das wissenschaftliche Erkenntnismaterial über die Altarzneimittel, das nach wissenschaftlichen Methoden aufbereitete medizinische Erfahrungsmaterial als Spezialfall enthält (§ 26 Abs. 2 AMG), bedarf der Beurteilung: „Jede Entscheidung über die Zulassung eines Arzneimittels ist eine Ermessensentscheidung" (Ausschußbericht 1976). In die Beurteilung gehen unvermeidlich wissenschaftliche Voreinstellungen und höchstpersönliche Bewertungen ein (Ausschußbericht); nicht beurteilungsbedürftige Ergebnisse gibt es nicht (S. Kienle und Burkhardt 1983).*

Arzneimittelbeurteilungen haben den wissenschaftlichen Stand der jeweiligen Therapierichtungen zu berücksichtigen

Da die Medizin keine Einheitswissenschaft ist, sondern aus unterschiedlichen Richtungen mit unterschiedlichen wissenschaftlichen Ansätzen besteht, müssen die Beur-

Der Wirksamkeitsnachweis für Arzneimittel. Verlag Urachhaus, Stuttgart 1983.

teilungen infolgedessen getrennt nach diesen Richtungen vorgenommen werden (§ 25 Abs. 7 AMG).

Auf dieser Basis sind die sachgerechtesten Bewertungen dann zu erwarten, wenn sie von Personen vorgenommen werden, die auf den jeweiligen Anwendungsgebieten über umfangreiche praktische Erfahrung und wissenschaftliche Kenntnisse verfügen.

Chemisch-pharmakologisch-physikalische Prüfmaßstäbe sind nur für Arzneimittel geeignet, die nach denselben chemisch-physikalischen Gesichtspunkten eingesetzt werden.

Die Prüfkonzeptionen für chemisch-pharmakologisch-physikalische Wirksamkeitskriterien kommen zur Beurteilung der Arzneimittel der besonderen Therapierichtungen aus mehrerenGründen nicht in Betracht:

❑ Sie sind spezielle Konzeptionen einer bestimmten Therapierichtung,
❑ Sie sind mit einer Fülle methodischer Probleme behaftet.
❑ Sie ignorieren weitgehend die Erfahrung.

Für die Novellierung des Arzneimittelgesetzes müssen folgende Gesichtspunkte berücksichtigt werden:

Alle Altarzneimittel sind bisher nur fiktiv zugelassen. Eine Nachzulassung der meisten Arzneimittelkompositionen ist nach dem derzeitigen Stand der Aufbereitungen im Gesundheitsamt noch nicht erfolgt, da die entsprechenden Kommissionen diese Arbeit entweder noch nicht aufgenommen haben oder überhaupt noch nicht durch das Gesundheitsministerium berufen worden sind. Die entsprechenden Kommissionen sollten baldmöglichst eingerichtet werden.

Folgende Kommissionen beim Bundesgesundheitsamt sind noch erforderlich:

1. Kommission für Organotherapie.
2. Kommission für Enzymtherapie.
3. Kommission für homöopathische Komplexpräparate – hier ist zu klären, ob die Kommission D diese Aufgabe sachgerecht durchführen kann oder ob eine eigene Kommission zu gründen ist.
4. Kommission für phytotherapeutische Kombinationspräparate – hier existieren entsprechende Fragen, wie bei 3. an die Kommission D.
5. Kommission für Kombinationen aus phytotherapeutischen und homöopathischen Mitteln. Für die Aufarbeitung der Kombinationspräparate sollten sowohl Erfahrungsberichte wie auch die Tatsache der jahrzehntelangen Verordnung als Nachweis oder zumindest als starkes Indiz für Unbedenklichkeit und Wirksamkeit des Gesamtpräparates gelten. Es wäre auch denkbar, daß für sämtliche Kombinationspräparate eine einzige Kommission gebildet wird.
6. Die Transparenzkommission muß dem therapeutischen Pluralismus entsprechen. Auch in der Transparenzkommission muß eine Beurteilungsautonomie für die besonderen Therapierichtungen vorhanden sein.

Mitwirkung der Aufbereitungskommissionenam BGA bei Widerruf von Heilmitteln

Bei der Widerrufsentscheidung des BGA und bei Einsatz des Stufenplanverfahrens sollen die zuständigen Kommissionen eingeschaltet werden. Auch für den Fall der Widerrufsentscheidung ist eine Beurteilungsautonomie der verschiedenen Therapierichtungen erforderlich. Es muß sichergestellt werden, daß das Bundesgesundheitsamt bei der Nutzen-Risiko-Abwägung nicht seine eigene, sondern die Nutzenbewertung der jeweilig betroffenen Therapierichtung zugrundelegt. Was die Risikobewertung angeht, so muß sichergestellt werden, daß tierexperimentelle Ergebnisse in ihrer Aussagefähigkeit sachgemäß eingestuft werden; insbesondere dürfen sie keinen höheren Stellenwert erhalten als die ärztliche Erfahrung am Patienten.

Unsachgemäße und unnötige Auflagen bei der Zulassung von Kombinationspräparaten der besonderen Therapierichtungen

Der § 22 Abs. 3 a AMG, wonach bei Kombinationspräparaten zu begründen ist, „daß jeder arzneilich wirksame Bestandteil ein Beitrag zur positiven Beurteilung des Arzneimittels leistet", soll in die 4. AMG-Novelle als Versagensgrund und auch für die Verlängerung einer Zulassung (§§ 25, 30, 31 und Art. 3 § 7) Eingang finden. Dieser Passus kann nicht akzeptiert werden!
Wenn für ein Kombinationspräparat als Ganzes Wirksamkeit und Unbedenklichkeit belegt sind, gibt es keinen ersichtlichen Grund, eine Zulassung oder Verlängerung einer Zulassung aufgrund vermeintlich nicht ausreichender Begründung nach § 22 Absatz 3 a AMG von seiten des Bundesgesundheitsamtes zu versagen! Nicht einmal die EG-Richtlinien sehen eine derartige Begründung als Zulassungsversagungsgrund vor.

Gefährdung der Phytopharmaka durch Änderung des Arzneimittelgesetzes

Eine Gefährdung der Phytopharmaka ergibt sich aus den von den federführenden Ausschüssen vorgeschlagenen Änderungen des § 30 (1) und § 31 (3). Danach soll eine bereits erteilte Zulassung dann widerrufen werden können, wenn nachträglich bekannt wird, daß nach § 25 (2)

4 dem Arzneimittel die angegebene therapeutische Wirksamkeit fehlt oder diese nach dem Stand der wissenschaftlichen Erkenntnisse vom Antragsteller unzureichend begründet ist.

Ausdrücklich wird in der Begründung zu diesen Änderungsvorschlägen darauf hingewiesen, daß hier im Unterschied zu den bisherigen gesetzlichen Bestimmungen eine Beweislastumkehr zu Ungunsten des Herstellers vorgesehen ist und daß es regelmäßig diesem obliegt, „während der Anwendungsphase auftretende Zweifel an der Wirksamkeit" auszuräumen.

Durch diese gravierende Gesetzesänderung wird der Bundesoberbehörde die Möglichkeit eingeräumt, jederzeit aufgrund sogenannter neuer Erkenntnisse, und seien es nur von irgendeiner Seite postulierte Zweifel, Zulassungen erneut zu überprüfen, zurückzunehmen oder entsprechend § 24 (2) neuer Satz 3 die Anwendungsgebiete entsprechend § 10 Abs. 1 neue Nummer 12 diskriminierend einzuschränken.

Es ist eine Erfahrungstatsache, daß Zweifel an der therapeutischen Wirksamkeit bei weitem leichter zu postulieren als auszuräumen sind. Dies gilt um so mehr bei Phytopharmaka, da aufgrund ihrer Besonderheiten Wirksamkeitsbelege nach dem sogenannten „international anerkannten Standard" kaum vollumfänglich zu erbringen sind. Nach letzterem Kriterium werden aber bereits heute sogenannte „umstrittene Arzneimittelgruppen" gebildet (vgl. Schwabe, Paffrath, Arzneiverordnungsreport 8, Seite 11-13). Eine Analyse dieser Arzneimittelgruppen, die primär danach zusammengestellt wurden, „ob diese Arzneimittel in den USA, Großbritannien und den skandinavischen Ländern" erhältlich sind, läßt erkennen: Nahezu alle Phytopharmaka fallen hierunter.

Die Änderung des § 25 (2) Satz 3 in Verbindung mit § 10 (1) neue Nummer 12 bedroht den Bestand der Phytopharmaka

Bei Aufnahme der Änderungsvorschläge bezüglich der §§ 25 (2), 30 (1) und 31 (3) muß davon ausgegangen werden, daß über kurz oder lang alle Phytopharmaka eine „Zulassung zweiter Klasse" in der Formulierung des § 10 (1) neue Nummer 12 haben werden. Dadurch werden sie nicht mehr erstattungsfähig. Deshalb sind diese beiden Änderungen grundsätzlich abzulehnen. Sie widersprechen dem Grundsatz des Pluralismus in der Medizin und der Eigenständigkeit der Phytotherapie. Die genannten Änderungen würden letzten Endes zur Beseitigung dieser Therapierichtung führen.

Nach der Vorstellung des Bundesrates soll die Liste der Versagungsgründe nun noch um den Wirksamkeitsnachweis erweitert werden und wäre damit praktisch vollständig. Der Pluralismus bei der Arzneimittelzulassung wird damit faktisch wieder aufgehoben: Bei neuen Medikamenten muß ein schulmedizinisches Prüfprogramm abgeleistet werden, bei den Altpräparaten können die Aufbereitungsergebnisse unterlaufen werden. Besonders gefährdet sind auch hier wieder die Kombinationsmittel: Zunächst müssen die Firmen ihre Mittel nach Maßgabe der Einzelmonographien ändern; später kann dann jedermann, und somit auch das Bundesgesundheitsamt, die Wirksamkeit der so geänderten Mittel, für die es keine Erfahrung gibt, in Frage stellen.

Unser Anliegen ist es daher, im Arzneimittelgesetz den Pluralismus auf alle Entscheidungen im Sinne der §§ 30 und 31 AMG auszudehnen. Die derzeit bestehenden oder vorgesehenen Regelungen können zur Beseitigung der besonderen Therapierichtungen verwendet werden.

ARZNEIMITTELPRÜFRICHTLINIEN

Prüfrichtlinien nach den Maßstäben der chemisch-physikalisch-pharmakologischen Medizin sind auf die Heilmittel der besonderen Therapierichtungen der Biologischen Medizin nicht anwendbar

Der Prüfrichtlinienentwurf des Bundesgesundheitsministeriums vom Mai 1989 ist bezüglich der Prüfung neuer Arzneimittel weitgehend an der chemisch-physikalisch-pharmakologischen Medizin orientiert.

Es kann keine Rede davon sein, daß er, wie in dem Entwurf behauptet wird, den „gesicherten Stand der wissenschaftlichen Erkenntnisse innerhalb der jeweiligen Therapierichtungen konkretisiert". Die Neu- und Weiterentwicklung von Medikamenten der besonderen Therapierichtungen würde durch den Entwurf vielmehr behindert oder unmöglich gemacht. Bezüglich der klinischen Prüfung steht er ferner im Widerspruch sowohl zum Arzneimittelgesetz als auch zu den Arzneimittelprüfrichtlinien der EG. In dem Entwurf werden grundsätzlich randomisierte Versuche mit Patienten vorgeschrieben, während die EG-Richtlinien nicht randomisierte Untersuchungen gleichberechtigt zulassen und der bundesdeutsche Gesetzgeber im Jahre 1976 klargestellt hat, daß das Bundesgesundheitsamt keine randomisierten Versuche verlangen darf. Der Entwurf ist daher in der gegenwärtigen Form für die besonderen Therapierichtungen nicht annehmbar. Er muß insbesondere hinsichtlich der pharmakologisch-toxikologischen und der klinischen Prüfung so überarbeitet werden, daß er nicht nur verbal, sondern tatsächlich dem „Stand der medizinischen Erkenntnisse innerhalb der jeweiligen Therapierichtungen" entspricht.

Zu den Arzneimittelprüfrichtlinien

Rainer Burkhardt und Klaus Fischer in: Gesundheitspolitische Umschau 9/89

Mit dem Prüfrichtlinienentwurf für Arzneimittel (1) kommt das Ministerium mit außerordentlicher Verspätung einer Verpflichtung aus dem Arzneimittelgesetz von 1976 nach (§ 26 AMG). Für die Aufarbeitung der Altpräparate, für die die Prüfrichtlinien nach § 26 AMG sinngemäß ebenfalls gelten sollen, ist die Verspätung geradezu grotesk: Die im Arzneimittelgesetz dafür vorgesehene zwölfjährige Frist läuft Ende des Jahres ab, die Richtlinien können jedoch frühestens Anfang nächsten Jahres in Kraft treten.

Ursache für diese bemerkenswerte Situation dürfte die Diskrepanz zwischen dem schulmedizinischen EG-Prüfrichtliniensystem und dem pluralistischen deutschen Arzneimittelgesetz sein. (Offiziell wurden im Jahre 1982 ungeklärte wissenschaftliche Fragen als Grund für die Verzögerung genannt) (2). Mit dem nunmehr vorgelegten Entwurf hat sich das Ministerium dazu entschlossen, die deutschen Richtlinien ebenfalls schulmedizinisch zu gestalten, aber durch einige spezielle Vorschriften und Schutzklauseln den Belangen der besonderen Therapierichtungen zu einem gewisssen Grade Rechnung zu tragen.

Damit in Zusammenhang steht ein wichtiges weiteres Faktum. Das Ministerium hat ohne die in § 26 AMG vorgesehene Anhörung von Experten und ohne die dort ebenfalls vorgesehene Zustimmung des Bundesrates einen Teil der Bestimmungen vor zwei Jahren bereits erlassen (3). Es handelt sich um Grundsätze für die klinische Prüfung und damit um den zentralsten Punkt der Arzneimittelfrage. Nach diesen Grundsätzen ist der kontrollierte (genauer randomisierte) Versuch mit Patienten das grundsätzlich zu wählende Verfahren. Wenn man von der

Interpretation des zuständigen Bundestagsausschusses ausgeht, steht dies jedoch im Widerspruch zumArzneimittelgesetz. Die entsprechenden Bestimmungen im Arzneimittelgesetz wurden vom Ausschuß für Jugend, Familie und Gesundheit seinerzeit nämlich wie folgt kommentiert:

„Sie verdeutlichen, daß der Wirksamkeitsnachweis bereits dann als vom Hersteller erbracht anzusehen ist, wenn anhand der von ihm vorgelegten Unterlagen nachgewiesen wird, daß bestimmte Indizien für die im Zulassungsantrag behauptete Wirksamkeit sprechen. Vom Antragssteller darf jedoch nicht der zwingende Beweis der Wirksamkeit eines Arzneimittels im Sinne eines jederzeit reproduzierbaren Ergebnisses eines nach einheitlichen Methoden ausgerichteten naturwissenschaftlichen Experiments verlangt werden." (4)

Genau dies wird in den Grundsätzen von 1987 aber getan, wenn auch mit Ausnahmeklauseln. Durch die Prüfrichtlinien sollen die „Grundsätze" nunmehr verbindlich gemacht werden (S. 43 des Entwurfs). In Betracht kommen sie primär für die Prüfung neuer Arzneimittel, da nach dem Richtlinienentwurf entsprechend § 26 AMG für Altarzneimittel auch sonstiges wissenschaftliches Erkenntnismaterial zugelassen ist. Von dieser Ausnahme abgesehen ist der Prüfrichtlinienentwurf selbst ebenfalls durchweg naturwissenschaftlich-experimentell gehalten. Es kann keine Rede davon sein, daß die Prüfrichtlinien, wie auf Seite 6 des Entwurfs behauptet, den derzeitigen „gesicherten Stand der wissenschaftlichen Erkenntnisse innerhalb der jeweiligen Therapierichtungen konkretisieren". Zudem enthält der Entwurf eine höchst problematische Definition des „jeweils gesichertenStandes der wissenschaftlichen Erkenntnisse", dem die Prüfrichtlinien nach § 26 AMG entsprechen müssen. Danach ist darunter die jeweils „vorherrschende Auffassung der Experten der pharmazeutischen und medizinischenWis senschaft und Praxis" zu verstehen. Dies ist eine rein wissenschaftssoziologische Definition, mit der faktisch die Dominanz der Schulmedizin als Grundsatz für die Prüfrichtlinien formuliert wird - gegen denWillen des Gesetzgebers: „Überall dort, wo der Stand der wissenschaftlichen Erkenntnisse gerade durch Kontroversen zwischen den verschiedenen wissenschaftlichen Lehrmeinungen charakterisiert ist, wird er als Maßstab für die Verkehrsfähigkeit eines Arzneimittels untauglich. Man darf nur den gesicherten Kernbereich der wissenschaftlichen Erkenntnisse als Maßstab anlegen." (4)

Angesichts der umzusetzendenEG-Richtlinien ist daraus im Entwurf nichts geworden. Der Bezug zur EG geht so weit, daß sogar **Empfehlungen der EG** verbindlich gemacht werden sollen, insbesondere bei den Tierexperimenten, und daß auch solche Empfehlungen der EG zu berücksichtigen sind, die in dem Entwurf nicht explizit genannt sind. Die Entwicklung neuer Medikamente der besonderen Therapierichtungen würde dadurch ganz erheblich behindert.

Nachdem wir so lange ohne Prüfrichtlinien gelebt haben, könnte man sich eigentlich noch etwas mehr Zeit nehmen, um die angesprochenen Probleme und weitere, hier nicht genannte, inRuhe zu überdenken undVerbesserungen vorzunehmen, die bei einigem guten Willen durchaus möglich wären. An Vorschlägen fehlt es nicht; von den drei Kommissionen für die besonderen Therapierichtungen wurden schon vor einigen Jahren Gesichtspunkte formuliert. Die Schere, in der sich das Ministerium befindet, bleibt natürlich bestehen. Streng genommen müßte das Problem auf EG-Ebene angegangen werden.

(1) Allgemeine Verwaltungsvorschrift zur Anwendung der Arzneimittelprüfrichtlinien.Entwurf vom 24. Mai 1989.
(2) Bericht über Erfahrungen mit dem Arzneimittelgesetz. Unterrichtung durch die Bundesregierung. Bundestagsdrucksache 9/1355 vom 12.2.1982,S.14.

(3) Grundsätze für die ordnungsgemäße Durchführung der klinischen Prüfung von Arzneimitteln vom 9. Dezember 1987. Bundesanzeiger vom 30. Dezember 1987.
(4) Bericht des Ausschusses für Jugend, Familie und Gesundheit zum Arzneimittelgesetz. Bundestagsdrucksache 7/5091 vom 28.4.1976, S.15.

DER EUROPÄISCHE BINNENMARKT

Gefahren für die Biologische Medizin durch die Brüsseler „Richtlinien" für die Harmonisierung des Europäischen Arzneimittelrechtes

Die bisherigen Richtlinien der Europäischen Gemeinschaft sind eine ständige Bedrohung des in der Bundesrepublik Deutschland erreichten Pluralismus auf dem Gebiet des Gesundheits- und Arzneimittelrechtes. Sie sind bisher rein chemisch-pharmakologisch orientiert. Die drohenden Gefahren für die deutschen Verhältnisse beruhen auf der Weisungs- und sogar Rechtssetzungsbefugnis der Brüsseler Behörden gegenüber den Mitgliedsstaaten. Die Gefahren einer gemeinschaftlich europäischen Reglementierung der Medizin mit der Folge der Beseitigung von in der Bundesrepublik grundgesetzlich garantierten Freiheitsrechten von Ärzten und Patienten ist umsomehr gegeben, als die Brüsseler Organe keiner parlamentarischen Kontrolle unterworfen sind. Der in der Bundesrepublik erreichte Pluralismus in der Medizin könnte durch die Europäische Gemeinschaft sehr rasch beseitigt werden. Die einseitig chemisch-pharmakologisch orientierte medizinische Ausrichtung der EG geht sowohl aus Stellungnahmen der EG-Kommission in den letzten Jahren als auch aus dem EG-Prüfrichtliniensystem für Arzneimittel eindeutig hervor.

Forderungen an den Europäischen Ministerrat

Um Diskriminierungen der besonderen Therapierichtungen in den Mitgliedsstaaten und vor allem in dem bevorstehenden EG-Binnenmarkt zu vermeiden, ist es erforderlich, den Pluralismusgedanken auf EG-Ebene zu etablieren. In diesem Zusammenhang sind folgende Forderungen unabdingbar:

Die pluralistische Gestaltung des EG-Richtliniensystems für Arzneimittel.

Eine Beurteilungsautonomie für die besonderen Therapierichtungen.

Integration der besonderen Therapierichtungen in den EG-Binnenmarkt.

Freiheitliche Grundsätze im Europäischen Binnenmarkt

Im Sinne einer liberalen Grundhaltung sollte ein großer EG-Arzneimittelmarkt kein Hemmnis für Ärzte, Patienten und Hersteller, sondern ein anzustrebendes Ziel sein. Die Gesundheit der Bürger wird nicht durch die Vielfalt, sondern durch willkürliche Beschränkungen des Angebotes bedroht.

Eine Auswahl auf dem Gebiet des Leistungsangebotes im Rahmen eines freien, einheitlichen Europäischen Marktes bliebe den Krankenversicherungen der Mitgliedsstaaten unbenommen.

7. DER STAAT

Er ist Hoheitsträger der Rechtsordnung für das Zusammenleben der Bürger.

Er ist die Rechtsorganisation der Bürger für die Bürger.

Die Staatstätigkeit wird durch Organe ausgeübt, die die Bürger in demokratischen Wahlen mit Hoheitsrechten ausgestattet haben, die für alle in gleicher Weise gelten und angewandt werden. Ein geordnetes Staatswesen in diesem Sinne beruht auf der Gewaltenteilung: Legislative (Parlament) - Exekutive (Regierung) - Judikative (Rechtsprechung).

Die staatlichen Organe überwachen die Inanspruchnahme der Bürgerrechte durch die Bürger in allen ihren Rechtsbeziehungen (Vertragsrecht). Insbesondere garantieren sie die gleichen Entfaltungs- und Freiheitsrechte für alle.

Bezüglich der inhaltlichen Ausfüllung der rechtsstaatlichen Rahmenordnung ist dem Staat absolute Neutralität auferlegt. Wie die Bürger den Rechtsrahmen selbständig und unternehmerisch nutzen, bleibt ihnen überlassen und findet nur dort Grenzen, wenn die Gewährleistung gleicher Freiheits- und Entfaltungsrechte durch andere eingeschränkt würde. Das heißt, der Staat kann die Tätigkeit der Bürger nur unter unbedingter Wahrung gleicher Rechte und gleicher Unverletzlichkeit von Person und Eigentum einschränken (Sicherheitsgarantie).

Auf diese Beschränkung der Staatstätigkeit hat bereits Wilhelm von Humboldt in seiner Schrift „Ideen zu einem Versuch, die Grenzen der Wirksamkeit des Staates zu bestimmen" hingewiesen.

Das Bonner Grundgesetz garantiert im Grundrechtskatalog Artikel 1 bis 19 die freien Entfaltungsrechte des Bürgers insbesondere durch

Artikel 1: „Die Würde des Menschen ist unantastbar",

Artikel 2: „Jeder hat das Recht auf die freie Entfaltung seiner Persönlichkeit",
Artikel 5: „Kunst und Wissenschaft, Forschung und Lehre sind frei",
Artikel 12: „Alle Deutschen haben das Recht, Beruf, Arbeitsplatz und Ausbildungsstätte frei zu wählen".

Aufgrund der oben angegebenen Freiheitsrechte ist dem Staate untersagt, in die Ausübung grundgesetzlich garantierter Entfaltungsrechte willkürlich einzugreifen! Eingriffe sind den Staatsorganen nur erlaubt, wenn sie zur Wiederherstellung der persönlichen Unverletzlichkeit der Bürger erforderlich sind (negative Sorgfalt nach Wilhelm von Humboldt). Die zur Zeit drohenden Verordnungen staatlicher Organe - wie durch das Bundesministerium für Arbeit und Sozialordnung - in die inhaltliche Berufsausübung der Ärzte und in die Inanspruchnahme frei gewählter Therapien durch die Bürger stellen einen Eingriff dar in grundsätzlich garantierte Freiheitsrechte im Sinne der oben angegebenen Artikel 1, 2, 5 und 12.

Das Nichteingriffsgebot des Staates in persönliche, berufliche und wissenschaftliche Freiheitsrechte hat anläßlich der 2. und 3. Lesung des Zweiten Arzneimittelgesetzes 1976 der Vorsitzende des Arzneimittelausschusses des Bundestages, Prinz Bodo Sayn-Wittgenstein-Hohenstein, eindeutig formuliert. Er stellte dar, daß in Fragen der Wissenschaft, der Medizin und der Beurteilung von Arzneimitteln sowie deren Zulassung der Staat sich einer eigenen Meinungsbildung enthalten muß. Fragen der Wissenschaft und der ärztlichen Berufsausübung spielen sich im staatsfreien Raum der Wissenschaft selbst und im Rahmen der ärztlichen Berufsausübung ab. Der Staat hat, im Gegenteil, die Aufgabe, die Wahrheitsfindung unter den konkurrierenden Wissenschaftsauffassungen offenzuhalten. Insbesondere hat sich der Staat aus dem Wettbewerb unterschiedlicher Therapierichtungen um die „bessere Medizin" strikt herauszuhalten.

Im wirtschaftlichen Wettbewerb um die preisgünstigen und therapeutisch wirksamen ärztlichen Maßnahmen ist in der gesetzlichen Krankenversicherung an die Stelle des einzelnen Patienten und des einzelnen Arztes diese selbst getreten. Nicht der einzelne Arzt und der einzelne Patient befinden sich nach dem Gesundheitsreformgesetz im freien Vertrag über die vom Arzt zu ergreifenden Maßnahmen, sondern ein „Medizinischer Dienst" im Auftrag der Krankenkassen.

Darin liegt der verfassungsrechtliche Strukturfehler der gesetzlichen Krankenversicherung, der darauf beruht, daß die freie Entfaltung der Ärzte und der versicherten Patienten in verfassungswidriger Weise aufgehoben ist.

Auch für die wirtschaftliche Entscheidung von Arzt und Patient gilt, wie in der freien Wirtschaft überhaupt, das Wettbewerbsprinzip. Die Herstellung des freien Vertragsverhältnisses zwischen Arzt und Patient ist das in der freien Gesellschaft einzig wirksame Regulativ, um auf die Dauer therapeutische Wirksamkeit und Wirtschaftlichkeit in Übereinstimmung zu bringen. Die Mitglieder einer freien Gesellschaft und einer auf Wettbewerb beruhenden marktwirtschaftlichen Ordnung, die den Leistungsanforderungen einer freien Gesellschaft nicht nachkommen, benötigen von jeher den Schutz der Öffentlichkeit. Ihm dient das Sozialstaatsprinzip unserer Verfassung. Das freie Versicherungs- und damit Vertragsprinzip bedarf daher der Ergänzung durch ein Sozialprinzip.

ZUSAMMENFASSUNG

Unser Gesundheitswesen krankt an zwei Faktoren:
1. Die Ursachen der Kostensteigerung werden nicht erkannt.
2. Die Maßnahmen zur Kostendämpfung setzen deshalb an der falschen Stelle an: Anstatt den Bürger – das heißt auch den Patienten - in die Verantwortung mit einzubeziehen, setzen die Verantwortlichen auf staatliche Reglementierung mit mehr Bürokratie, mehr Verwaltung und mehr Überwachung.

Die Medizin soll auf wenige meßbare Daten vereinfacht werden, die standardisierte Behandlung pro Krankheit wird bereits gefordert, am Ende haben wir den „standardisierten Patienten". Dabei arbeiten Wissenschaftsdogmatismus und staatliche Reglementierungssucht Hand in Hand.

Am deutlichsten wird dies im Gesundheitsreformgesetz sichtbar; vom Pluralismus des Zweiten Arzneimittelgesetzes ist dort nichts mehr zu finden. So wird zum Beispiel ein Wirksamkeitsbegriff für Arzneimittel festgelegt, der allein pharmakologisch-experimentell ausgerichtet ist. Des weiteren wird „Wirksamkeit" mit „Wirtschaftlichkeit" gleichgesetzt. Damit ist der Weg zur Primitivmedizin beschritten: Denn nur was direkt und unmittelbar in den Organismus eingreift, wird als „wirtschaftlich" bezeichnet.

Um diese Auffassung durchzusetzen, wurde der Medizinische Dienst installiert. Wer gibt **ihm** nun aber die Anweisungen? Nach dem Gesetz sind dafür die Krankenkassen zuständig. So können letzten Endes sie den Ärzten die Behandlung vorschreiben. Eine gefährliche Gegenbewegung zum Demokratiewillen unserer Zeit liegt hier vor.

Dem Gesundheitsreformgesetz machen wir auch zum Vorwurf, daß es einer staatlichen Behörde, das heißt dem

Bundesarbeitsministerium, Vollmachten einräumt, in verfassungsrechtlich gewährleistete Rechte der Ärzte und Patienten als Bürger eines freien demokratischen Rechtsstaates einzugreifen. Diese müssen dem Bundesarbeitsminister durch Änderung des Gesetzes entzogen werden. Stattdessen müssen bei Zweifelsfragen über die Wirksamkeit eines Heilmittels dafür kompetente Ärzte in die Entscheidungen einbezogen werden, die aufgrund ihrer praktischen Erfahrungen und wissenschaftlichen Kenntnisse alleine für die Arzneimittelwirksamkeitsbeurteilung zuständig sind.

Eine wirkliche Gesundheitsreform kann nicht an den in erster Linie beteiligten Patienten und Ärzten vorbeigehen. Diese sind vielmehr durch entsprechende gesetzliche Regelungen im Rahmen des Versicherungswesens in ihrer Eigen- und Mitverantwortung bei Inanspruchnahme ärztlicher - und Krankenhausleistungen voll einzubeziehen. Dem dient einmal die Herstellung eines echten Vertragsverhältnisses zwischen Arzt und Patient, zum anderen eine Neuregelung eines tatsächlichen Versicherungsprinzips zur Abdeckung der entstehenden Krankheitskosten unter Berücksichtigung des davon zu trennenden Sozialprinzips bei der medizinischen Versorgung des Bevölkerungsanteiles, der finanziell nicht in der Lage ist, ausreichende Selbstvorsorge zu betreiben. Für sie kann, wie bisher, ein Krankenscheinprinzip weiterhin gelten, mit Übernahme der Versicherungsprämien durch den Staat.

8. DER PRIMAT DER WISSENSCHAFT VOR DER MEDIZINISCHEN HEILKUNST*
Prof. Dr. jur. Martin Kriele**

*Schon das Arzneimittelgesetz von 1976 hat zu wenig
vorgesehen, um die Risiken schädlicher Nebenwirkungen von Arzneimitteln zu vermindern und den Schwerpunkt statt dessen auf den wissenschaftlichen Wirksamkeitsnachweis gelegt. Es hat dies allerdings so behutsam
getan, daß die besonderen Therapierichtungen (homöopathische, phytotherapeutische und anthroposophische
Medizin) nicht in ihrem Bestand gefährdet werden. Die
Wissenschaftsdogmatiker wollten diesem „Mangel" ab-
helfen, indem sie zu erreichen versuchten, daß die besonderen Therapierichtungen von der Kostenerstattung in
Beihilfe und Krankenversicherung ausgeschlossen wurden. Das ist ihnen nur zum Teil gelungen. Der Gesetzentwurf zur Gesundheitsreform enthält jetzt Ermächtigungen, die diesen Ausschluß in der gesetzlichen Krankenversicherung gewährleisten können. Der Verfasser ana-
lysiert die Rechtslage und ihren philosophischen Hintergrund.*

Das Arzneimittelgesetz von 1976 sollte nach der Begründung des Regierungsentwurfs „eine tiefgreifende inhaltliche und systematische Neugestaltung" des Arzneimittel-
rechts bringen. Das Ziel lautete: für Qualität, Unbedenklichkeit und Wirksamkeit der Arzneimittel Sorge zu tragen. Das war nun freilich auch schon das Ziel des Gesetzes von 1961. Aber man wollte seine Erreichung besser
gewährleisten. Zum ersten Sachbereich – Qualität – sieht

* *Nachdruck Erfahrungsheilkunde 37 (1988) 603.*
***Seminar für Staatsphilosophie und Rechtspolitik der
Universität Köln*

das Gesetz vor, daß die Zulassung des Arzneimittels zu versagen ist, wenn es nicht die nach den anerkannten pharmazeutischen Regeln angemessene Qualität aufweist. Darüber gab es Kontroversen nur im Blick auf die EG-Richtlinien und ihre Anwendung, nicht auf das Arzneimittelgesetz. Hier standen die Fragen der Unbedenklichkeit und der Wirksamkeit im Mittelpunkt der politischen Auseinandersetzungen.

Was zunächst die Unbedenklichkeit betrifft, sieht das Gesetz sehr wenig vor. Es ist verboten, bedenkliche Arzneimittel in den Verkehr zu bringen, § 5 I. Das Verbot auch schon das Gesetz 1961. Aber das Beispiel der Contergan-Katastrophe hatte gezeigt, daß die Kontrollmechanismen nicht oder jedenfalls nicht zuverlässig genug griffen. Sicherlich wird man derartige Katastrophen nicht mit Gewißheit ausschließen können. Aber das Problem war, im Rahmen des Menschenmöglichen ihre Wahrscheinlichkeit zu mindern. Dazu hätte es neuer und schärferer Instrumente bedurft. Der verfassungsrechtliche Spielraum des Gesetzgebers ist im Bereich der Gefahrenabwehr weit. Eine Gefahr liegt vor, wenn ein Schadenseintritt wahrscheinlich ist. Je größer der mögliche Schaden, desto geringer die Anforderungen an den Grad der Wahrscheinlichkeit des Schadenseintritts. Da es um die fundamentalsten Rechtsgüter, nämlich Leben und Gesundheit, geht, wären sehr weitreichende Regelungen verfassungsrechtlich zulässig.

Zwar wird das Bundesgesundheitsamt ermächtigt, die Zulassung eines Arzneimittels zu widerrufen, wenn der begründete Verdacht besteht, daß bei bestimmungsmäßigem Gebrauch schädliche Wirkungen auftreten, die über ein medizinisch vertretbares Maß hinausgehen (§§ 30 I 1, 25 II 5 AMG). Nach der Novelle von 1986 kann auch das Ruhen der Zulassung befristet angeordnet werden (§ 30 I 3).

Um diese Vorschriften aber effizient zu machen, bedürfte

es einer sanktionierten gesetzlichen Verpflichtung der Kliniken und Ärzte, den Verdacht des Auftretens bedenklicher Nebenwirkungen unverzüglich dem Bundesgesundheitsamt zu melden. Das Gesetz sieht eine solche Pflicht lediglich für den Arzneimittelhersteller vor (§ 29 I). Zweitens hätte man von einer durchgreifenden, systemerneuernden Reform Vorschriften zur Überwachung von Massenverbrauchsmitteln wie Antibabypille, Schmerz-, Schlaf- und Beruhigungsmitteln erwartet mit dem Ziel, zu einer besseren Abwägung von Nutzen und Risiken zu kommen. Drittens vermißt man wirksame Maßnahmen gegen den Mißbrauch von Arzneimitteln. Wieviele unserer Gesundheitsstörungen iatrogener Natur sind, kann man nur schätzen. Die Schätzungen schwanken; aber einige gehen immerhin so weit, anzunehmen, daß bis zu 80 % aller unserer Krankheiten durch den Mißbrauch von Arzneimitteln bedingt oder jedenfalls mitbedingt sind. Diese Zahl mag übertrieben sein, ist aber gewiß nicht ganz abwegig, zumal wenn man auch den Mißbrauch der Tierarzneimittel bedenkt, die über den Fleischkonsum unsere Gesundheit beeinflussen können.

Viertens fehlen Vorschriften, die die Anwendung eines allgemein zugelassenen Medikaments verbieten, wenn in der konkreten Anwendung das Risiko den Nutzen offenkundig übersteigt. Um sich das Problem zu vergegenwärtigen, ist es nützlich, die Definition der verbotenen bedenklichen Arzneimittel genauer zu betrachten. Bedenklich sind Arzneimittel, bei denen nach dem jeweiligen Stand der wissenschaftlichen Erkenntnisse der begründete Verdacht besteht, daß sie bei bestimmungsgemäßem Gebrauch schädliche Wirkungen haben, die über ein nach den Erkenntnissen der medizinischen Wissenschaft vertretbares Maß hinausgehen, § 5 II. Schädliche Wirkungen sind also nicht verboten und können auch nicht verboten werden; sie können lediglich zu der positiven Wirksamkeit in Relation gesetzt werden: sie müssen zu ihr in einem vertretbaren Verhältnis stehen. Das besagt, daß schädliche Wirkungen bei der Zulassung des Arzneimittels in Kauf genommen werden müssen. Mag das auch unvermeidbar sein, ist es doch nur zu rechtfertigen, wenn sichergestellt wird, daß nicht nur das Arzneimittel allgemein, sondern auch seine konkrete Anwendung die Nebenwirkungen vertretbar erscheinen läßt. Wenn z. B. bei harmlosen Infektionskrankheiten Antibiotika verabreicht werden, so werden schädliche Nebenwirkungen in Kauf genommen – z. B. die Resistenzerzeugung –, die abstrakt gesehen für das Antibiotikum zu rechtfertigen sind, nicht aber für die konkrete Anwendung. Es müßte hier ein allgemeiner Rechtsgrundsatz gelten, daß die Gesundheit eines Menschen nicht durch Nebenwirkungen geschädigt werden darf, wenn dies nicht aus therapeutischen Gründen erforderlich ist. Ein solcher Grundsatz würde zu einem Subsidiaritätsprinzip in dem Sinne führen, daß ein Arzneimittel mit schwereren Nebenwirkungen nicht zulässig ist, wenn ein Arzneimittel mit geringfügigeren Nebenwirkungen den gleichen therapeutischen Erfolg erzielen kann: also z. B. ein chemisches Mittel mit schweren und gefährlichen Nebenwirkungen darf nicht verabreicht werden, wenn ein biologisches Mittel mit schwachen oder keinen Nebenwirkungen den gleichen Dienst tun kann.

Fünftens hätte man sich von dem Gesetz gewünscht, daß schädliche Nebenwirkungen, wenn sie sowohl allgemein als auch konkret in Kauf genommen werden, dem Bürger in der Packungsbeilage zumindest angezeigt werden, so daß er prüfen kann, was er in Kauf nimmt. Eine entsprechende Vorschrift findet sich zwar in § 11 des Gesetzes, jedoch nur für neu zugelassene Arzneimittel. Für bereits im Verkehr befindliche Arzneimittel gilt diese Informationspflicht erst ein Jahr nach der ersten Verlängerung ihrer Zulassung (Art. 3, § 11 II). Wie schwerwiegend dieser Mangel ist, zeigt eine Meldung, die beim Gesundheitsamt eingegangen ist. Bei 28 Mitteln gegen Herzrhythmusstörungen waren nur für ein Arzneimittel die zum Teil sicher schädlichen Nebenwirkungen, Kontraindikationen und die notwendigen Kontrolluntersuchungen in sog. Beipackzetteln angegeben, obwohl diese Angabe für den Patienten von lebenswichtiger Bedeutung sein könnte. In der Novelle von 1986 wurde die Vorschrift wenigstens dahin ergänzt, daß Ärzten und Apotheken auf Anforderung eine Fachinformation zu geben ist, §11 a.

Die Einführung solcher oder ähnlicher Rechtsgrundsätze wäre zwar eine tiefgreifende, aber für die Volksgesundheit wirklich wirksame Reform, die deshalb zugleich auch erheblich zur Kostendämpfung im Gesundheitswesen beitrüge.

Statt dessen lag der Schwerpunkt der gesetzgeberischen Aktivitäten auf dem dritten Problemkreis, dem der Wirksamkeit der Arzneimittel. Diese ist nun zwar auch ein wichtiges Problem, aber es fällt immerhin auf, daß es als soviel wichtiger angesehen wurde als das Problem der Unbedenklichkeit. Bei der Unbedenklichkeit geht es um die Abwehr von Gefahren für Leben und Gesundheit, bei der Wirksamkeit in erster Linie um den Schutz des Verbrauchers und der Krankenkassen vor minderwertigen Waren. Solche können zwar auch Gesundheitsschäden mitverursachen, nämlich dann, wenn für den Patienten ein anderes, wirksameres Mittel zur Verfügung gestanden hätte. Aber das ist keineswegs immer der Fall. Häufig ist es ja auch so, daß der Patient ein generell wirksames Mittel erhält, das aber in der konkreten Anwendung im Einzelfall versagt. Der Arzt probiert dann ein anderes Mittel, wenn das auch nicht hilft, wiederum ein anderes, und oft wechselt der Patient den Arzt, um sich andere Erkenntnisse und Erfahrungen zu erschließen. Welches Mittel letztlich hilft, läßt sich jedenfalls sehr häufig nicht generalisierend voraussagen, weil Unsicherheiten in der Diagnose und individuelle Unterschiede in der Ansprechbarkeit, in der Resistenz, in der physischen Konstitution oder in den psychischen Bedingtheiten der Krankheit eine Rolle spielen können.

Ein Verbot allgemein unwirksamer Mittel ist zwar unerläßlich für den Schutz vor Irreführung und Betrug. Das ist unstreitig. Ein Problem entsteht aber, wenn die Unwirksamkeit nicht festgestellt werden kann, weil mit dem Mittel positive Erfahrungen gemacht worden sind. Die Frage, welcher Grad der Wahrscheinlichkeit der Wirksamkeit beizumessen ist, ist dann eine oft umstrittene Frage, gewiß wesentlich, aber, verglichen mit den Risiken der Nebenwirkungen, für den Schutz der Volksgesundheit doch eher sekundär, vor allem, wenn man berücksichtigt, daß sich über die therapeutische Wirksamkeit auch bei sorgfältigster Prüfung wenig generalisierbare Aussagen machen lassen.

Denn Wirksamkeit ist nicht dasselbe wie Wirkung. Wirkung ist das physisch meßbare Ergebnis, z. B. Fiebersenkung, Schmerzstillung usw. Wirkungen beziehen sich häufig nur auf Symptome. Jedenfalls zeigen sie sich in den biochemischen Prozessen, in denen wir Menschen alle gleich sind. Therapeutische Wirksamkeit hingegen bedeutet den Übergang von der Krankheit zur Gesundheit. Dies betrifft den ganzen Menschen als eine biologisch-seelisch-geistige Einheit, und insofern spielen unsere individuellen Besonderheiten bis hinein in unsere Biographien und Konstitutionen eine Rolle. Generalisierbare Aussagen über Wirksamkeit sind deshalb nicht immer ohne weiteres möglich—oder doch jedenfalls nur mit großer Zurückhaltung und dem Vorbehalt der Korrektur. Der ursprüngliche Grundgedanke des Gesetzgebers war nun der, nur noch solche Medikamente zuzulassen, die generelle, statistisch erprobbare Aussagen über die therapeutische Wirksamkeit erlauben, und alle anderen Mittel zu verbieten. Man hatte nämlich seit den 30er Jahren statistische Verfahren entwickelt, die solche generalisierenden Aussagen möglich machen sollen: die randomisierte klinische Prüfung, bei der zwei Gruppen von Patienten gebildet werden, von denen die eine, die Versuchsgruppe, das Mittel erhält und die andere, die Kontrollgruppe, statt dessen die bisherige Standardbehandlung oder Plazebos. Wenn weder der Patient noch der behandelnde Arzt, sondern nur der Versuchsleiter weiß, welcher Patient zu welcher Gruppe gehört (sog. Doppelblindversuch), dann erhält man angeblich durch den Vergleich beider Gruppen ein statistisch objektivierbares Ergebnis, das über die Wirksamkeit des Arzneimittels Auskunft geben soll.

Dieses Verfahren erschien so einleuchtend, daß seine Entwicklung bei Medizinern und Pharmakologen eine Art Begeisterungsrausch ausgelöst hat: man habe nun endlich ein Verfahren, mittels dessen auf wissenschaftliche Weise die Wirksamkeit eindeutig bewiesen werden könne. Werde der Beweis nicht erbracht, so stehe fest, daß das Arzneimittel nicht wirksam sei. Dann aber sei es unverantwortlich, dem Patienten statt eines erwiesenermaßen wirksamen ein Medikament mit umstrittener Wirksamkeit zu verabreichen, und auch den Krankenkassen sei die Erstattung nicht zumutbar. Deshalb müßte für alle Arzneimittel der klinische Wirksamkeitsbeweis erbracht werden, und alle, für die er nicht erbracht werden könne, müßten kraft Gesetzes und behördlicher Entscheidung vom Markt verschwinden. Damit würde gleichzeitig die Zahl der im Verkehr befindlichen Arzneimittel auf einen Bruchteil reduziert. Der Rest sei dann auch für die Ärzte überschaubarer.

Dies alles war gemeint, als man forderte, das Arzneimittelrecht an dem modernsten Stande der wissenschaftlichen Erkenntnis zu orientieren.

Man forderte deshalb im Gesetz eine Regelung, die die Zulassung des Arzneimittels von klinischen Prüfungen abhängig machen und alle übrigen Arzneimittel verbieten sollte.

Der Gesetzgeber hat die Sache nach langen Kämpfen schließlich etwas behutsamer geregelt. Zwar verlangt er vom Hersteller die klinische oder sonstige ärztliche Erprobung (§ 22 II 3). Die Zulassung wird ohne weiteres versagt, wenn das Arzneimittel nicht nach dem jeweils gesicherten Stand der wissenschaftlichen Erkenntnisse ausreichend geprüft worden ist (§ 25 II 2). Nunmehr stellte sich dem Gesetzgeber die Frage, was zu geschehen hat, wenn das Ergebnis der Prüfung Zweifel und Meinungsverschiedenheiten offen läßt, wenn es also, was die Regel ist, gute Gründe für die Annahme der Wirksamkeit gibt, aber ein zweifelsfreier Beweis nicht erbracht werden kann. Rigoristen forderten hier eine juristische Beweislast zu Lasten des Arzneimittelherstellers: im Zweifel für die Nichtzulassung. Denn Wirksamkeit sei nur statistisch erwiesene Wirksamkeit. Der Gesetzgeber verteilt die Beweislast anders, nämlich so: Die Zulassung wird versagt, wenn die therapeutische Wirksamkeit fehlt oder nach dem jeweiligen gesicherten Stand der wissenschaftlichen Erkenntnisse vom Antragsteller unzureichend begründet ist (§ 25 II 4). Das Gesetz fügt hinzu: Die therapeutische Wirksamkeit fehlt, wenn feststeht, daß sich mit dem Arzneimittel keine therapeutischen Ergebnisse erzielen lassen (§ 5 II a.E.), und das Gesetz ergänzt: dies stehe natürlich nicht fest, wenn sich auch nur in einer beschränkten Zahl von Fällen doch therapeutische Ergebnisse erzielen lassen. Der Bericht des gesundheitspolitischen Ausschusses des Deutschen Bundestages erläutert: es genüge der Nachweis, „daß bestimmte Indizien für die im Antrag behauptete Wirksamkeit sprechen. Vom Antragsteller darf jedoch nicht der zwingende Beweis der Wirksamkeit eines Arzneimittels im Sinne eines jederzeit reproduzierbaren Ergebnisses eines nach einheitlichen Methoden ausgerichteten naturwissenschaftlichen Experimentes verlangt werden." *(Bericht des gesund-*

heitspolitischen Ausschusses vom 28. 4.1976, BTDrucks. 7/5091, S. 15.)

Diese Beweislastregel besagt also: Wenn es nach sorgfältiger wissenschaftlicher Prüfung durch den Hersteller Anhaltspunkte für die Wirksamkeit gibt, Zweifel und Meinungsverschiedenheiten aber offen bleiben, so wird das Arzneimittel nicht verboten, sondern zugelassen. Dahinter stand die Erfahrung, daß es über therapeutische Wirksamkeit sehr häufig wissenschaftlich begründete Meinungsverschiedenheiten gibt, in denen sich zum Teil Streitigkeiten zwischen erkenntnistheoretischen Schulen niederschlagen. In diesen aber hat sich der Staat neutral zu verhalten. Der freiheitliche Staat ist nicht zum Schiedsrichter in wissenschaftlichen Kontroversen berufen, er darf sich weder mit der einen noch mit der anderen Richtung und Schule der Wissenschaft identifizieren. Dieses Prinzip der sog. Nichtidentifikation des Staates ist ein allgemeiner Rechtsgrundsatz, der auch in bezug auf Religion und Weltanschauungen gilt und der in bezug auf den wissenschaftlichen Schulenstreit seinen Niederschlag im Grundsatz der Wissenschaftsfreiheit gefunden hat (Art. 5 III GG). Um dem Rechnung zu tragen, hat der Gesetzgeber noch ein übriges getan und für die besonderen Therapierichtungen besondere Zulassungskommissionen vorgesehen.

Gegen alle diese verfassungskonformen Regelungen erhob sich ein Sturm des Protestes von seiten derjenigen, die sich von dem Gesetz staatliche Schützenhilfe im medizinischen Schulenstreit erhofft hatten und nun Rigoristen waren, daß sich der Staat unparteilich und neutral verhält. Vor allem hat man dem Gesetzgeber übel genommen, daß er das Erfordernis der randomisierten klinischen Prüfung auf Neuzulassungen beschränkt. Rigoristen hatten gefordert, daß sämtliche im Verkehr befindlichen Arzneimittel nach und nach kontrollierten klinischen Studien unterzogen werden müßten, um, wie es hieß, reinen Tisch zu machen und Arzneimittel massenweise auszuscheiden. Dem hat sich der Gesetzgeber versagt (s. vor allem Art. 3 § 7 IV), der für die Verlängerung nur die analytische Prüfung (§ 22 II Zif. 1), nicht aber die klinische Prüfung (§ 22 II Zif. 3) verlangt. Die Begründung lautet, daß es sich um Arzneimittel handelt, durch deren langjährigen therapeutischen Einsatz die Möglichkeit bestanden hat, wissenschaftliche Erkenntnisse über Wirksamkeit und Unbedenklichkeit zu sammeln. Man hat dem mit Empörung entgegengehalten, daß die Annahme der Wirksamkeit danach also auf den Wahrscheinlichkeitsurteilen beruhen soll, die sich aus der ärztlichen Erfahrung ergeben, anstatt auf der Gewißheit, die die klinischen Versuche vermitteln sollen. Ist das wirklich so empörend? Wenn ich recht orientiert bin, erfolgen die wichtigsten Entwicklungen neuer Arzneimittel ohne kontrollierte Versuche, nur durch sorgfältige Beobachtung der Kranken, so die Mittel gegen Epilepsie, Schlafkrankheit, Malaria, Bluthochdruck, Schizophrenie, Depressionen u.v.a. Ich habe mir sagen lassen: Ohne den kontrollierten Versuch würde uns kein wichtiges Arzneimittel fehlen.

Die randomisierte klinische Prüfung trotzdem so dringend zu fordern, ist vielfach zu einer Art leerlaufendem Selbstzweck geworden. Das erscheint dem medizinischen Laien an sich schon unsinnig. Hinzu kommt, daß statistische Ergebnisse nur bei einer großen Zahl von Versuchspersonen Wert gewinnen, weil nur dann Zufälligkeiten überspielt werden. Solche groß angelegten Versuche kommen aber von der Natur der Sache her nur bei sehr verbreiteten Krankheiten in Betracht. Überdies sind sie so kostspielig, daß sie nur von pharmazeutischen Großunternehmen verkraftet werden, während mittelständische Unternehmen ruiniert würden. Mit dieser Forderung hoffte man, die von der mittelständischen Industrie abhängigen besonderen Therapierichtungen zu treffen, und war für die Erreichung dieses Zweckes dazu bereit alle Schäden in Kauf zu nehmen, Schäden sowohl für die Volksgesundheit als auch für die Kosten im Gesundheitswesen. Zwar hätte man die Zahl der Arzneimittel erheblich verringert, aber man hätte uns zugleich zahlreicher bewährter Mittel beraubt, ganze medizinische Kulturen vernichtet und einen reichen Schatz an Erfahrungen für die Zukunft abgebrochen. Der Gesetzgeber war weise genug, derartige Forderungen zurückzuweisen.

Damit war ein erster groß angelegter Angriff auf die besonderen Therapierichtungen abgeschlagen. Der Vernichtungskrieg der Dogmatiker gegen die besonderen Therapierichtungen war damit nicht beendet. Er suchte sich neue Wege zur Erreichung seines Ziels über die Kostenerstattung durch Beihilfe und Krankenkassen: Auch zugelassene Arzneimittel der besonderen Therapierichtungen sollten als nicht erstattungsfähig gelten und auf dem Wege über einen wirtschaftlichen Vernichtungskampf zum Verschwinden gebracht werden. Dieser Einfluß schlägt sich in Ausschlußklauseln bei den privaten Krankenkassen und in zahlreichen Einzelentscheidungen öffentlicher Kassen und Beihilfebehörden nieder. Die Rechtssprechung zeigt sich schwankend, je nach den Erfahrungen und der Einsichtsfähigkeit der Richter oder nach der Überzeugungskraft der von ihnen gehörten Sachverständigen. Immerhin ist es der engangierten Bereitschaft von Ärzten und Patienten zu Rechtsprozessen und einer Reihe von positiven Gerichtsentscheidungen zu verdanken, daß sich diese Tendenz bisher nicht vollständig hat durchsetzen können.

Das soll jetzt anders werden: Die Verfechter des Monopols der Schulmedizin sind zu einem neuen Generalangriff angetreten. Es ist ihnen gelungen, den Gesetzentwurf der Koalitionsfraktionen zur Strukturreform im Gesundheitswesen entscheidend zu beeinflussen und Instrumente einzubauen, mit denen sie die Therapiefreiheit des Arztes ausschalten und die ärztliche Tätigkeit lenkend und kontrollierend in den Griff bekommen. Der wirtschaftliche Ruin der Hersteller von Arzneimitteln der besonderen Therapierichtungen ist vorgezeichnet. Es fällt auf, daß die Probleme, die in dem Entwurf stecken, bisher nur wenig bemerkt wurden und kaum Gegenstand der öffentlichen Diskussion geworden sind. In § 2 wird der Grundsatz aufgestellt, die Wirksamkeit der Leistungen habe dem allgemein anerkannten Stand der medizinischen Erkenntnisse zu entsprechen. Bei Arzneimitteln ist damit offenbar das Erfordernis des klinischen Doppelblindversuches gemeint. Jedenfalls wird die Klausel von vielen Dogmatikern so verstanden werden. In der Praxis der Kostenerstattung hat sich gezeigt: Der therapeutische Nutzen eines Arzneimittels gilt mit der Zulassung durch das Bundesgesundheitsamt keineswegs als gewährleistet; eine Bindungswirkung der Zulassung wird nicht anerkannt. Mag der Hersteller das Arzneimittel noch so sorgfältig geprüft, das Bundesgesundheitsamt das Arzneimittel noch so sorgfältig kontrolliert haben: für viele Dogmatiker gilt es ohne den klinischen Doppelblindversuch ohne weiteres als ein Mittel, dessen Wirksamkeit dem allgemein anerkannten Stand der medizinischen Erkenntnisse nicht entspreche und das deshalb nicht erstattungsfähig sei. Diese Tendenz wird sich durch das Gesetz bestätigt finden und verfestigen, wenn dem nicht durch klare, unmißverständliche Formulierungen vorgebeugt wird.

Entsprechendes gilt für neue Untersuchungs- und Behandlungsmethoden: auch sie dürfen nicht abgerechnet werden, ehe nicht der Bundesausschuß Empfehlungen über ihren therapeutischen Nutzen abgegeben hat (§133). Allgemein erläßt der Bundesausschuß Richtlinien über die Einführung neuer Untersuchungs- und Behandlungsmethoden (§ 92 Zif. 5) für neue Heilmittel – worunter jedoch nicht Arzneimittel fallen – gilt, daß der Kassenarzt sie nicht verordnen darf, wenn nicht zuvor der Bundesausschuß ihren therapeutischen Nutzen anerkannt und Richtlinien für sie erlassen hat (§ 135). Ob und wie der Bundesausschuß der Ärzte und Krankenkassen den therapeutischen Nutzen eines Arzneimittels, eines Heilmittels, einer Behandlungsmethode feststellt, ist nicht geregelt: er ist an keinerlei inhaltliche Kriterien gebunden. Ob er überhaupt irgendwelche Prüfungen vornimmt und ggf. wie, ist in sein Belieben gestellt. Er kann sich ohne weiteres auch an dem dogmatischen Vorurteil orientieren: ein Arzneimittel, dessen Wirksamkeit nicht im Doppelblindversuch zweifelsfrei erwiesen ist, habe keinen therapeutischen Nutzen. Seine Entscheidung erfolgt rein willkürlich. Es genügt, daß ein Mitglied den Daumen hebt oder senkt und die anderen dazu mit dem Kopf nicken. Es gibt keine Öffentlichkeit, keine Begründung, keine Kontrolle, nichts, was der Ausschuß zu prüfen, zu bedenken, zu berücksichtigen verpflichtet wäre. Er entscheidet vollständig souverän wie ein absolutistischer Fürst, ohne irgend jemandem Rechenschaft schuldig zu sein: eine Enklave in unserem demokratischen Rechtsstaat. Damit haben die Vertreter des schulmedizinischen Dogmatismus ihr wichtigstes Ziel erreicht— sich freilich gleichzeitig selbst enthüllt und charakterisiert.

Die personelle Zusammensetzung der Bundesausschüsse gewährleistet, daß die Vertreter der Mehrheit, also der Schulmedizin, unter sich bleiben. Der 21köpfige Ausschuß besteht aus neun Vertretern der kassenärztlichen Bundesvereinigung, neun Vertretern der Krankenkassen und drei Unparteiischen—gemeint: unparteiisch zwischen Ärzten und Kassen, nicht zwischen verschiedenen medizinischen Richtungen (§ 91 II). Die 18 Vertreter der beiden Verbände werden von diesen „bestellt": das heißt praktisch, von den jeweiligen Vorständen berufen. Es gibt keinen Minderheitenschutz für die besonderen Therapierichtungen, und schon gar nicht, wie im Prüfverfahren vor dem Bundesgesundheitsamt, unabhängige Kommissionen der besonderen Therapierichtungen. Deren Repräsentanten sind vollständig ausgeschaltet.

Die Richtlinien des Bundesausschusses müssen für die Kassenärzte durch Satzung der kassenärztlichen Vereinigung unmittelbar verbindlich gemacht werden (§ 81 III 2). Nicht einmal eine abweichende Satzungsautonomie wird diesen sog. Selbstverwaltungskörperschaften zugestanden. Die Richtlinien sind darüber hinaus Bestandteil der Bundesmantelverträge und der Gesamtverträge zwischen der kassenärztlichen Bundesvereinigung und den Verbänden der Krankenkassen (§ 87), und damit auch für diese unmittelbar verbindlich. Es handelt sich, staatsrechtlich gesprochen, um sog. „dynamische Blankettverweisungen". Was immer der Bundesausschuß künftig beschließen mag, es wird unmittelbar für die Vereinigung und ihre Mitglieder verbindlich. Die politischen Verfechter des schulmedizinischen Dogmatismus haben bei ihrem Einfluß auf die ministeriellen Bearbeiter dieses Entwurfs wirklich nichts übersehen, was der Sicherung ihres absolutistischen Monopolanspruchs in der deutschen Medizin dienen könnte— mit einer Ausnahme: nämlich daß dieses System einer Überprüfung durch das Bundesverfassungsgericht schwerlich standhalten wird.

Während also neue Heilmittel und Behandlungsmethoden durch die Positivlisten einfach blockiert werden können, mußte sich der Gesetzesentwurf für schon bestehende Mittel auf Negativlisten beschränken. Aber auch hier ist nichts ausgelassen, was dem schulmedizinischen Monopolanspruch dienen könnte.

Eine Reihe von Arzneimitteln ist schon seit längerem und auch weiterhin kraft Gesetzes ausgeschlossen: § 34 I. Eine Reihe weiterer Arzneimittel können durch Rechtsverordnung ausgeschlossen werden, entsprechende Ermächtigungen finden sich in § 34. Die eine betrifft Arzneimittel, die üblicherweise bei geringfügigen Gesundheitsstörungen verordnet werden. Neu im Gesetz findet sich eine Verordnungsermächtigung, wonach Heilmittel mit geringem „oder umstrittenem therapeutischem Nutzen" ausgeschlossen werden können. Dies zielt sicherlich vor allem auf die Heilmittel der besonderen Therapierichtungen, wie z. B. Heileurythmie; denn sie sind von vornherein „umstritten" — oder können jederzeit dazu gemacht werden: es genügt ein kritischer Artikel in einer Fachzeitschrift, und schon ist das Mittel umstritten. Diese Vorschrift lädt übrigens nicht nur zum Mißbrauch aus wissenschaftsideologischen Machtkämp-fen, sondern auch zum Mißbrauch im wirtschaftlichen Konkurrenzkampf der pharmazeutischen Industrie geradezu ein.

Weitere Negativlisten kann der Bundesausschuß der Ärzte und Krankenkassen durch verbindliche Richtlinien unter dem Gesichtspunkt mangelnder Wirtschaftlichkeit erstellen (§ 34 IV). Dies ist die einzige Vorschrift, die bisher die Verbandsvertreter der besonderen Therapierichtungen alarmiert hat . Auf deren Intervention hin wurde sie um eine Schutzklausel ergänzt: „Die Verordnungsfähigkeit von Arzneimitteln der besonderen Therapierichtungen wie homöopathische, phytotherapeutische und anthroposophische Arzneimittel wird von dieser Regelung nicht berührt." Damit ist dem Mißbrauch jedenfalls insoweit vorgebeugt, als diese Arzneimittel nicht schon als solche von vornherein wegen Unwirtschaftlichkeit ausgeschlossen werden dürfen. Sie sind aber natürlich im einzelnen nicht von der Wirtschaftlichkeitsprüfung ausgenommen. Wenn der Bundesausschuß aus dogmatischen Gründen ihren therapeutischen Nutzen bezweifelt, folgt, daß er sie dann auch als unwirtschaftlich ansieht. Dann kann er jedes einzelne von ihnen mit dieser Begründung auf die Negativliste setzen. Dagegen hilft dann auch nicht das Anhörungsrecht der Betroffenen, das in diesem Fall ausnahmsweise einmal ins Gesetz eingefügt ist.

Ergänzend dazu ist vorgesehen, daß der Bundesausschuß verbindliche Richtlinien über die Verordnung von Arznei- und Heilmitteln erläßt (§ 92 II 6). Dieser kann dafür die einzelnen Indikationsgebiete in drei Gruppen zusammenfassen: 1. Mittel, die allgemein geeignet sind, 2. Mittel, die nur in besonderen Fällen geeignet sind, 3. Mittel mit „zweifelhaftem therapeutischem Nutzen" (§ 92 II). Es ist zu erwarten, daß sich die Mittel der besonderen Therapierichtungen, soweit sie nicht schon ausgeschlossen sind oder ausgeschlossen werden, allesamt in der dritten Kategorie finden werden. Ihre Verordnung ist damit zwar nicht grundsätzlich ausgeschlossen, wird aber in der Regel als unwirtschaftlich angesehen werden und kann den Arzt in jedem Einzelfall in langwierige Auseinandersetzungen mit der Kasse und der kassen- ärztlichen Vereinigung bringen—bis er mürbe gemacht ist und auf die Verschreibung solcher Mittel künftighin lieber verzichtet.

Betrachtet man diese Vorschriften in ihrer Gesamtheit, um die in ihnen zum Ausdruck kommende Tendenz, gewissermaßen die ihnen zugrunde liegende Philosophie zu verstehen, so fallen vor allem zwei charakteristische Grundzüge auf, die Ungeeignetheit zur Kostendämpfung und die Tendenz zum Primat der Naturwissenschaft vor der medizinischen Heilkunst.

Erstens sind die Vorschriften kaum geeignet, einen kostendämpfenden Effekt auszulösen. Sie richten sich ja nicht gegen kostentreibende Faktoren, etwa in der Apparatemedizin, der Zahnmedizin, den Krankenhäusern, den Kuren, sondern gegen die meist unschädlichen und preisgünstigen Mittel, zu denen jedenfalls weitgehend die der besonderen Therapierichtungen gehören. Die gesetzliche Negativliste umfaßt Mittel gegen Erkältung und grippalen Infekt, Schmerzmittel, Abführmittel und ähnliches, die Verordnungsermächtigungen Mittel, die ihrer Zweckbestimmung nach „üblicherweise bei geringfügigen

Gesundheitsstörungen verordnet werden" und, wie gesagt, die mit „umstrittenem therapeutischem Nutzen". Auf den ersten Blick scheint der Grund zu sein: man soll nicht wegen jeder Kleinigkeit zum Arzt laufen und die Krankenkassen belasten; geringfügige Beschwerden heilen sich von selbst aus, und wer durch Arzneimittel nachhelfen will, soll dies privat bezahlen. Angenommen indes, der Arzt hält die Verschreibung eines ausgeschlossenen Mittels für erforderlich, z. B. weil er befürchtet, ein Schnupfen könne zur Bronchitis, ein grippaler Infekt zur Lungenentzündung, eine andauernde Verstopfung zu schwerwiegenden Folgeschäden führen, dann sind folgende Fallkonstellationen denkbar:

A) Das geeignete Mittel ist infolge dieser Ausschlußbestimmung vom Markt verschwunden—was ja nach der Lebenserfahrung keine fernliegende Möglichkeit wäre. Oder:

B) Der Patient weist das Privatrezept zurück, oder er nimmt es zwar an, verzichtet aber auf die Beschaffung des Mittels. Auch diese Erwartung dürfte nicht lebensfern sein. Hat der Patient vielleicht Jahrzehnte lang Kassenbeiträge geleistet, vermag er nicht einzusehen, warum er nun, da er die Kasse einmal in Anspruch nehmen muß, statt dessen an seine Eigenleistung verwiesen wird. In der Diskussion über die Einführung einer proportionalen Selbstbeteiligung wurde stets eingewandt, es sei unrealistisch, anzunehmen, die Patienten würden ohne weiteres zu dieser Leistung bereit sein. Wenn dieser Einwand vom Gesetzgeber ernst genommen wird, so wäre es folgerichtig, ihn auch in diesem Falle ernst zu nehmen. Oder:

C) Der Arzt verzichtet entgegen seiner ärztlichen Überzeugung auf die Verschreibung—etwa, weil er es dem Patienten aus sozialen Gründen nicht zumuten oder ihn nicht verärgern will—auch dies dürfte keine lebensferne Annahme sein.

In allen diesen Fällen tritt an die Stelle der Kostenersparnis eine aufs Ganze gesehene erhebliche Kostensteigerung.

Oder:

D) Der Arzt verschreibt andere, erstattungsfähige Mittel, die aber den Organismus mehr als nötig belasten oder vergiften können und möglicherweise folgenreiche Nebenwirkungen einschließlich der Resistenzerzeugung auslösen. Auch in diesem Falle erwiese sich die Ungeeignetheit des Gesetzes, seinen Zweck, die Kostendämpfung, zu erreichen.

Man erkennt also bei diesen Vorschriften eine lenkende Hand, der es weniger um die Kostendämpfung geht, die diese vielmehr als Vehikel benutzt, um ganz andere Ziele zu verfolgen.

Der zweite auffallende Charakterzug der Vorschriften ist die Einschränkung der Therapiefreiheit des Arztes mit der Tendenz, diese bis gegen Null schrumpfen zu lassen. In letzter Konsequenz wird die ärztliche Tätigkeit auf die Diagnose reduziert. Was der Arzt dann zu verordnen hat, ergibt sich aus Gesetz, Verordnungen, Richtlinien und Preisvergleichslisten. Das Ideal scheint ein Normenvollzug als logischer Subsumtionsakt nach dem Syllogismusschema zu sein: Wenn Patient P die Krankheit K hat, ist X zu verordnen. Nun hat P K, also ist X zu verordnen.

Auch wenn dieses Ideal noch nicht vollständig erreicht und vielleicht auch nicht ganz erreichbar ist, so gilt doch die möglichst große Annäherung daran als erstrebenswert. Dem individuellen therapeutischen Urteil des Arztes, seinen Erfahrungen, seinem Suchen nach neuen Wegen, seiner Offenheit für unkonventionelle Methoden wird mißtraut; denn da könnten allerlei unwissenschaftliche Obskurantismen einfließen. Vertrauen gilt statt dessen den Naturwissenschaften und ihren Methoden, den Tierversuchen, der Statistik des randomisierten Doppelblindversuchs und all dem, was sich mit Appara-

122

ten messen, zählen und wägen läßt. Was nach dem jeweils neuesten Stand der wissenschaftlichen Erkenntnis als erwiesen angesehen wird, wird angewandt, alles andere ausgeschlossen. Der Arzt bedarf deshalb der verbindlichen Vorschriften, und deren Einhaltung bedarf eines bürokratischen Kontrollapparates. Die ärztlichen Personalkörperschaften zur Regelung ihrer eigenen Angelegenheiten im Wege der Selbstverwaltung, beruhend auf demokratischen Wahlen und mit Satzungsautonomie ausgestattet, verwandeln sich unter der Hand in mit gesetzlichen Vollmachten ausgestattete riesige Verwaltungsbehörden, die die ärztliche Tätigkeit umfassend vorschreiben und kontrollieren und auf die das Mitglied keinen Einfluß mehr auszuüben vermag.

Erst recht wird dem Patienten mißtraut, der sich dem durch sein Recht auf freie Arztwahl zu entziehen versucht und Ärzte der besonderen Therapierichtungen aufsucht. Er soll überall, wo immer er sich hinbegibt, auf dieselben Behandlungsmethoden treffen, da die besonderen Therapierichtungen nicht mehr erstattungsfähig sind und da überdies dadurch die Hersteller besonderer Arzneimittel wirtschaftlich ruiniert und ausgeschaltet sind. Mit alldem soll der Primat der exakten Naturwissenschaft vor der medizinischen Heilkunst gesichert werden.

Das alles kann verfassungsrechtlich keinen Bestand haben. Das will ich hier nicht ausführen. Die verfassungsrechtliche Prüfung ist ein Thema für sich. Statt dessen will ich versuchen, diese Tendenz in ihrer Tragweite durchschaubarer werden zu lassen. Zu diesem Zweck möchte ich ein wenig in die philosophischen Hintergründe ausgreifen. Ich möchte etwas zugespitzt folgende These aufstellen: Die Motive dieses Rigorismus sind nicht gesundheitspolitischer Art. Sie sind wohl auch nicht, wie man mitunter annimmt, gesellschaftspolitischer Art, auch wenn solche Gesichtspunkte hineinspielen mögen. Sie sind vielmehr in erster Linie wissenschaftspolitischer Art: das heißt, es geht nicht um unser aller Gesundheit, sondern um die Durchsetzung von weltanschaulichen Dogmen, die aus wissenschaftlichen Erkenntnissen abgezogen, verselbständigt und verfestigt werden. Nur dies erklärt die Vernachlässigung der eigentlichen gesundheitspolitischen Aufgaben: der Bekämpfung gefährlicher Nebenwirkungen und der Kostendämpfung bei gleichzeitiger Überwertigkeit der wissenschaftlichen Methodendiskussion. Genauer gesagt: Es geht um den Primat der exakten Wissenschaft vor der medizinischen Heilkunst. Die klassische Philosophie unterschied von Aristoteles an: Episteme und Phronesis, scientia und prudentia, oder bei Kant: theoretische und praktische Vernunft, also Wissenschaft und praktische Verhaltenslehre. Die Wissenschaft antwortet auf die Frage: „Was ist wahr, wahrscheinlich, beweisbar?", die praktische Verhaltenslehre auf die Frage: „Was empfiehlt sich zu tun?". Der Wissenschaft ist das Wissen, der praktischen Verhaltenslehre das Meinen zugeordnet, und zwar, wie Aristoteles sagt, das wohlbegründete Meinen, das auf Erfahrung beruht und seinen höchsten Ausdruck in der Weisheit findet. Zur Episteme in diesem Sinne gehören alle Naturwissenschaften, zur Phronesis z. B. Ethik, Politik, Nationalökonomie, Pädagogik, Jurisprudenz und auch die Medizin. Für die praktischen Verhaltenslehren sind die Wissenschaften zwar unentbehrlich, aber immer nur als Hilfsinstrument. Sie beantworten die Hauptfrage nicht aus sich heraus. Ein durchgängiger Grundzug des neuzeitlichen Denkens von Bacon an ist der Versuch, in den praktischen Verhaltenslehren den Primat der praktischen Frage aus dem Blick zu verlieren und dem Primat der Wissenschaft zu überliefern. Die Wissenschaft wird dann von der Dienerin zur Herrin; es geht dann darum, ihre Möglichkeiten zu realisieren; die Praxis hat sich unterzuordnen und wird dabei in ihren Bedürfnissen vergewaltigt.

Beispiele für diese Tendenz finden sich auch in anderen

Disziplinen, z. B. Versuche, die jurisprudentia in eine scientia, etwa in ein axiomatisches System zu zwängen, die Ethik nach geometrischer Methode zu beweisen, die Nationalökonomie in Mathematik und Statistik aufzulösen und der politischen Kunst der Wirtschaftssteuerung überzustülpen — alles Tendenzen, die in Sackgassen führen und von der Natur der Sache her führen müssen: gewissermaßen die Verrücktheit der Neuzeit, ein Exzeß im Siegeszug der Naturwissenschaften.

Dieser Tendenz zur Scientifizierung der prudentia hat schon Immanuel Kant den Primat der praktischen Vernunft vor der theoretischen entgegengehalten. Sie prägt aber nach wie vor den Zeitgeist und führt—eines von vielen Beispielen—z. B. dazu, daß die Wirksamkeitsprüfung nach dem jeweils neuesten Stand der pharmazeutischen Wissenschaft zu einer überwertigen Idee aufstieg, der die praktischen Erfordernisse der medizinischen Heilkunst untergeordnet werden. Es kommt dann nicht mehr darauf an, ob sich ein Arzneimittel in der praktischen Erfahrung bewährt hat, sondern ob diese Bewährung statistisch bewiesen ist. So schrieb z. B. A. R. Feinstein, den Rudolf Groß als den „zur Zeit wohl führenden Medizintheoretiker des Westens" bezeichnet, 1977, daß wir „Beweise statt Meinungen" brauchen, und forderte deshalb die Unterordnung der Arzneimittelherstellung unter den klinischen Versuch. Rudolf Groß drückt sich vorsichtiger aus. Er spricht weder von Beweisen noch von Sicherheit. Es gehe auch nicht nur um Wahrscheinlichkeit. Aber: „Es ist ein Unterschied, ob die Wirksamkeit eines Mittels . . . gemäß international einheitlich anerkannten statistischen Kriterien wahrscheinlich ist, oder ob es sich nur um unverbindliche Hypothesen, ‚Erfahrungsschatz‘, ‚Indizien‘ und Ähnliches . . . handelt". Die statistischen Kriterien sind unbestritten. Aber sie können, wenn überhaupt etwas, allenfalls nur eine kleine Erhöhung der Wahrscheinlichkeit der Wirksamkeit liefern, und auch dies nur bei ganz breit angelegten Großversuchen. An dieser Erhöhung der Wahrscheinlichkeit aber besteht in erster Linie ein wissenschaftliches, nicht ein gesundheitspolitisches Interesse, zumal wenn man die mit den Großversuchen verbundenen Kosten und Risiken gegen den Nutzen abwägt.

Denn erstens setzen die klinischen Studien eine Wahrscheinlichkeit der Wirksamkeit schon voraus. Sie sind nur zulässig, wenn das Arzneimittel ohne Kontrollgruppe bereits getestet worden ist. Das Gesetz erlaubt die klinische Prüfung nur, „wenn die Anwendung . . . nach den Erkenntnissen der medizinischen Wissenschaft angezeigt ist, um das Leben des Kranken zu retten, seine Gesundheit wiederherzustellen oder sein Leiden zu erleichtern" (§ 41, 1), sowie wenn die Risiken „ärztlich vertretbar sind" (§ 40 I1) . Wenn dies aber schon feststeht, weiß man das Wesentliche schon. Die Wahrscheinlichkeit der Wirksamkeit ist schon gegeben.

Ihre Erhöhung führt andererseits nicht zur Gewißheit. Wenn sie zur Gewißheit führen würde, so müßten ihre Ergebnisse reproduzierbar sein, d. h., es müßten sich bei jedem klinischen Versuch im wesentlichen die gleichen Resultate ergeben. Das ist jedoch nach meinen Kenntnissen keineswegs der Fall. Dasselbe Mittel, das einmal als hochwirksam erwiesen wurde, erwies sich in der Reproduktion als nur schwach oder gar nicht wirksam. Ein dritter Versuch bestätigt weder das Ergebnis des ersten noch des zweiten Versuches, sondern kam wiederum zu anderen Ergebnissen. Damit stellte sich die Frage, wie das kommt. Ich bin kein Fachmann und kann nur referieren, wie sich Fachleute diese Tatsache zu erklären versuchen,[*] nämlich so: Was beim klinischen Versuch wissenschaftlich objektivierbar ist, ist das statistische Resultat, sind aber nicht die Basisdaten, die jedem solchen Versuch

---

* Vgl. z. B. Kienle/Burckhardt, Der Wirksamkeitsnachweis für Arzneimittel. Analyse einer Illusion. Verlag Urachhaus, Stuttgart 1983, insbesondere Kapitel 2.

zugrunde liegen. Da sind z. B. die Unsicherheiten in der Diagnose: Hatten alle Patienten wirklich dieselbe Krankheit oder nur ähnliche Symptome? Die Diagnose ist bekanntlich eine Kunst, in die sehr unterschiedliche Erfahrungen und Orientierungen der Ärzte und auch ihre unterschiedlich entwickelte Urteilskraft eingehen. Sie läßt sich nicht durch ein reproduzierbares Messen, Wägen oder Zählen ersetzen. Auch sind die Ärzte weitgehend auf Auskünfte der Patienten über ihr Wohlbefinden und die Vorgeschichte ihrer Erkrankung angewiesen, und es ist eine unterschiedlich entwickelte Kunst, sich durch gut gezielte Fragen ein möglichst treffendes Bild vom Patienten zu verschaffen. Dieselben Unsicherheitsfaktoren, die die Diagnose vor Beginn der klinischen Prüfung beeinflussen, beeinflussen sie auch nach Abschluß der Prüfung. Außerdem gibt es zwischen den klaren Grenzfällen—geheilt oder: ebenso krank wie vorher—eine breite Skala von Zwischenstufen, und die Zuordnung zur einen oder anderen Gruppe kann jedenfalls im Mittelfeld ein dezisionistisches Element enthalten. Ferner können lokale Unterschiede das Resultat beeinflussen: Der Versuch in den USA unterlag z. B. anderen Bedingungen als der zweite Versuch in Schottland: Eine Rolle mögen spielen die Verhältnisse des Klimas, des Wassers, der Ernährung, die Frage, ob die Klinik in der Großstadt oder auf dem Lande, im Gebirge oder an der See lag, und in welcher Jahreszeit die Prüfung stattgefunden hat, aber auch die konstitutionelle Beschaffenheit der Patienten, z. B. ob es Bauern oder Büromenschen, Weiße oder Schwarze waren usw. Das alles weiß man nicht. Man weiß nur, daß jedenfalls die Wiederholung der Prüfung häufig zu anderen Ergebnissen führt. Hinzu kommt, daß die nach den Regeln der Statistik erforderliche Versuchsgruppenanordnung an praktischen Schwierigkeiten scheiterte: man hat eben nicht 200 Patienten mit derselben Krankheit in derselben Klinik, sondern muß Konzessionen an das praktisch Mögliche machen und sich alsdann mit Schätzungen und Annäherungswerten bescheiden. Es gibt Wissenschaftler, die nach Sammlung und Durchsicht vieler wissenschaftlicher Veröffentlichungen über klinische Prüfungen behaupten, daß sie bisher nicht eine einzige Prüfung gefunden haben, die den eigentlichen wissenschaftlich gebotenen Anforderungen genügt hätte, und dieser Behauptung ist, soweit mir bekannt ist, noch von keiner Seite substantiell widersprochen worden.

Alles dies besagt nichts gegen Statistik, nichts gegen kontrollierte klinische Versuche, nichts gegen die Erhöhung der Wahrscheinlichkeit der Wirksamkeit. Es geht nur darum, die gesundheitspolitische Bedeutung des statistischen Wirksamkeitsnachweises richtig einzuordnen. Der medizinische Fortschritt hat mit der Einführung solcher medizinischer Studien nicht angefangen, und er steht und fällt nicht mit ihnen. Die randomisierten klinischen Versuche mögen nützlich, in Grenzfällen vielleicht auch ausnahmsweise unentbehrlich sein. Aber darüber hinaus ist das Interesse an ihnen ein solches der Wissenschaft und nicht ein solches der Volksgesundheit. Der Gesetzgeber hat deshalb recht daran getan, die Forderung nach solchen Studien zu relativieren, auf Neuzulassungen zu beschränken und auch für diese nicht unbedingt zu fordern. Er hat damit zwei Annahmen zurückgewiesen: Einmal: statistische Untersuchungen schafften einen sicheren Beweis der Wirksamkeit, zum anderen: Was nicht durch Statistik, sondern nur durch ärztliche Erfahrung bestätigt sei, könne nicht als wirksam gelten und dürfte nicht zugelassen werden. Denn diese beiden Annahmen sind unbegründet, eine überwertige, fixe Idee. Sie hat den Gesetzgeber aber veranlaßt, die eigentlich gesundheitspolitische Aufgabe, nämlich den Schutz vor den Gefahren, die von Arzneimitteln ausgehen, zu vernachlässigen.

Dieselbe überwertige, fixe Idee führt uns jetzt mit der

128

Forderung an der Nase herum, daß Beihilfebehörden und Krankenkassen Arzneimittel nicht erstatten sollen, wenn diese nicht den statistischen Wirksamkeitstest durchlaufen, sondern sich bloß in der Erfahrung bewahrt haben. Der Gesetzentwurf zur Gesundheitsreform erteilt dazu die Ermächtigungen, nach denen die Dogmatiker bisher gerufen haben. Die Wissenschaft ist aber kein Selbstzweck. Der medizinische Laie schließt mit der Bitte an die Vertreter der Medizin, die Wissenschaftler, Statistiker und Pharmakologen vom Thron zu stoßen und uns, die gesunden und kranken Bürger, aus der Knechtschaft, in der wir ihnen dienen sollen, zu befreien. Denn wir sind nicht zu ihren Diensten bestellt, sondern sie zu den unseren.

9. MEDIZINISCHE WISSENSCHAFT UND HEILKUNST

Vorläufige Bemerkungen anläßlich des Gesundheitsreformgesetzes

Prof. Dr. Dieter Suhr*

I. Es ist nicht Sache eines Nichtmediziners, nämlich eines Verfassungsjuristen, den Forschern, Lehrern und Heilenden der Medizin zu sagen oder gar vorzuschreiben, was „medizinische Wissenschaft" ist oder sein soll. Im folgenden geht es vielmehr darum, anläßlich aktueller gesetzlicher Formulierungen im Gesundheitsreformgesetz (nunmehr „Sozialgesetzbuch Buch V": SGB V) zu skizzieren, ob und inwiefern Leistungen der gesetzlichen Krankenversicherung „wissenschaftlich" begründet oder abgesichert sein müssen und was das gegebenenfalls **rechtlich** zu bedeuten hat. Dieses Problem betrifft nicht die Frage nach dem Selbstverständnis von Forschern, die auf den verschiedenen Gebieten und in den verschiedenen Richtungen der Medizin wissenschaftlich arbeiten, sondern die ganz andere Frage, welche Vorstellungen von medizinischer „Wissenschaft" in den Köpfen auch und gerade aller jener Menschen stecken, die nicht selbst medizinische Forschung betreiben oder Kranke behandeln, sondern durch ihre behördlich-bürokratischen Entscheidungen und Verhaltensweisen darüber mitbestimmen, was als Anwendung „medizinischer Erkenntnisse" von der Kasse übernommen wird und was nicht. Und hier, wo es um die juristischen Erscheinungsformen und Konkretisierungen von wissenschaftlichen Vorverständnissen in der juristischen und versicherungswirtschaftlichen Praxis geht, da darf, ja da muß der Jurist mitreden, und er sollte nach Möglichkeit allgemein erkenntnis- und wissen-

*Professor für Öffentliches Recht, Rechtsphilosophie und Rechtsinformatik, Universität Augsburg.

schaftstheoretisch vorgebildet sein. Außerdem geht es auch und nicht zuletzt um die grundrechtlichen Freiheiten aller, die von der wissenschaftlich fundierten Medizin betroffen sind: um die Therapiefreiheit von Patienten und Ärzten (Art. 2 Abs. 1 und 2 sowie Art. 12 GG) ebenso wie um die unmittelbare Wissenschaftsfreiheit all derer, die sich als Theoretiker oder Praktiker der medizinischen Forschung verpflichtet fühlen (Art. 5 Abs. 3 GG).

II. Das Gesundheitsreformgesetz (SGB V) fordert, daß „Qualität und Wirksamkeit der Leistungen (...) dem allgemein anerkannten Stand der medizinischen Erkenntnisse zu entsprechen und den medizinischen Fortschritt zu berücksichtigen" haben (§ 2 Abs. 1 S. 3).

1. Diese Formulierung bringt durch die Worte „medizinische Erkenntnisse" gut und klar zum Ausdruck, daß es im Recht der sozialen Krankenversicherung nicht allein um die medizinische **Wissenschaft** etwa im Sinne der „Schulmedizin" oder gar bloß der „experimentellen Medizin" geht, sondern um den Inbegriff aller derjenigen medizinischen Erkenntnisse, die der Medizin als einer **praktischen Heilkunst** zugrunde liegen. Die Medizin als Wissenschaft ist hier nur die Dienerin der Heilkunst, d.h. als einer wissenschaftlich unterstützten und fundierten praktischen Medizin.

Der Begriff der „medizinischen Erkenntnisse" ist endlich **offen** genug, um schon allein vom Wortlaut her Raum zu geben nicht nur für Erkenntnisse der Schul- und experimentellen Medizin, sondern auch für bewährte, durch praktische Erfahrung gesicherte Erkentnisse und Behandlungsmethoden. So ist an führender Stelle, nämlich zu Beginn des Gesetzes, und in grundsätzlicher Form die Gleichberechtigung auch aller derjenigen medizinischen Erkenntnisse und Behandlungsformen anerkannt, die nicht ohne weiteres in das beengende Raster passen, welches sich die beteiligten Gesetzesmacher und Gesetzesanwender womöglich sonst von „Medizin" als Schulmedizin gemacht haben oder sonst noch machen könnten.

Diese Grundentscheidung scheint freilich im Gesetz nicht überall gleichermaßen zum Ausdruck zu kommen. Die freiere Sichtweise, die der Offenheit der medizinischen Wissenschaft im allgemeinen und dem Pluralismus innerhalb der medizinischen Erkenntnisrichtungen im besonderen Rechnung trägt, scheint erst allmählich in die Sprache der einschlägigen Gesetze einzudringen. Im übrigen ist nämlich noch von den „besonderen Therapierichtungen" die Rede, deren Behandlungsmethoden „nicht ausgeschlossen" seien. Dem ersten Anschein nach sind das diskriminierende Klauseln: Klauseln, die in eine medizinische Vorstellungswelt hineingehören, in welcher es eine allein seligmachende Schulmedizin gibt und welche sich durch entgegenkommende Duldungsklauseln spaltweise öffnet für andere Richtungen, die nicht von vornherein und schlechthin „ausgeschlossen" sind. Jetzt aber, nach dem sprachlichen Durchbruch zu den medizinischen „Erkenntnissen" schlechthin, können die Vorbehalte für die „besonderen Therapierichtungen" eigentlich keine wirklich konstituierende Funktion mehr, sondern nur noch einen anderen Sinn haben: nämlich dogmatische Apologeten der Schulmedizin in den Bürokratien der Ministerien, der Kassen und der Verbände jeweils in den verschiedensten gesetzlichen Zusammenhängen immer wieder daran zu erinnern, daß die schulmedizinische Wissenschaft **juristisch** gerade nicht den ganzen Kreis der „medizinischen Erkenntnisse" ausmacht. Die ausdrücklichen Vorbehalte für die „besonderen Therapierichtungen", die sich an verschiedenen Stellen im Gesetz befinden, haben mithin neben der Anerkennung sämtlicher „medizinischer Erkenntnisse", § 2 Abs.2 S.3, keine eigentlich konstituierende Bedeutung mehr, sondern nur noch die Funktion, gegen die vorübergehend vorherrschenden Vorstellungen von medizinischer

Heilkunst bloß als Schulmedizin oder experimenteller Medizin klarzustellen, daß die Zeiten dieser rechtlöich dogmatischen Verengung der Medizin vorüber sind.

2. Zur Besinnung auf die Medizin als praktischer Heilkunst sowie zu ihrer rechtlichen Öffnung in Richtung auf alle erreichbaren „medizinischen Erkenntnisse" haben, soweit das ein nichtfachlicher Beobachter aus der Ferne einschätzen kann, wohl vielerlei Faktoren beigetragen: einerseits die Kritik z.B. von Martin Kriele an dem zu engen, dogmatischen Wissenschaftsverständnis im Gesundheitsrecht, andererseits z.B. das wachsende Bewußtsein von iatrogenen Schäden, also von Gesundheitsstörungen und Todesfällen, mithin auch von ganz banalen ökonomischen „Krankheitskosten", die nicht mit der ursprünglichen Krankheit, sondern mit der medizinischen Behandlung in Zusammenhang stehen. Die Sensibilität ist gewachsen nicht nur für die statistisch ausgezählten Erfolge medizinischer Maßnahmen und ihren Nutzen, sondern auch für die negativen Wirkungen und Kosten, die häufig erst nach Latenzphasen, dann aber womöglich um so aufdringlicher zu Tage treten.

Ebenfalls eine Rolle spielt sicherlich, daß die **allgemeine** moderne Erkenntnis- und Wissenschaftstheorie dem Typ der experimentellen Naturwissenschaft, jenem Idealbild der experimentellen oder Schul Medizin, längst ihren spezifischen Ort innerhalb eines sehr viel weiter gefaßten, systemisch-komplexen Rahmens für Forschungs- und Praxisgegenstände zugewiesen hat.

Die moderne Wissenschaftstheorie (wie auch die medizinische Forschung) ist über das Stadium der naturwissenschaftlichen Naivität weit hinaus. Sie weiß, daß es in komplexen Systemen mit ihrerseits komplexen „Individuen" unter den Bedingungen von Ungewißheit, Entscheidungsdruck und Zeitnot z.B. sinnvoller sein kann, sich mit Hilfe von Erfahrungen und Intuition voranzutasten, als der Illusion anzuhängen, es gäbe immer **die** zutreffende Analyse und deshalb auch **die** als richtig angezeigte praktische Entscheidung. Sie weiß, daß es konstitutions- und systemumweltbedingte Probleme gibt, bei denen die naiv-kausalwissenschaftliche Betrachtung versagen muß.Vor allem, was die kontraproduktiven Folgen, Fernwirkungen und Wechselwirkungen zunächst-angezeigter Maßnahmen betrifft, wird man zunehmend sensibler und wahrnehmungsbereiter.

3. Die **systemtheoretische Aufklärung** der Wissenschaft bedeutet: Man darf sich weder im Glauben an ein epochal vereinseitigtes Paradigma über die Komplexität der eigenen Materie hinwegtäuschen, noch darf man die unbewußte eigene Schwäche der reduktionistisch-experimentellen Theorie und Praxis auf andere projizieren, - nämlich auf die anderen Fachleute, die mit der Komplexität ernst machen und auf eine intuitive oder systemisch sehr bewußte Art und Weise eine wirklichkeits-angemessene Form des Erkennens und Handelns suchen.

Wichtige Einsichten zum Thema Mensch, Leben und Gesundheit, die heute allmählich wieder anerkannt werden, mußten und müssen sich z.B. im akademischen Bereich mühsam **gegen** das vereinseitigte, verengte und dogmatisierte Paradigma der Schulmedizin und ihrer Anhänger durchsetzen: z.B. die Einsicht in psychosomatische Zusammenhänge; z.B. die genuin auf empirische Erfahrungen gestützten Vorgehensweisen der Homöopathie; usw. Man weiß von wissenschaftstheoretischen Untersuchungen auch in bezug auf andere Fachdisziplinen her, wie schwierig es ist, in einer Disziplin, die mit überlieferten Paradigmata erfolgreich gearbeitet hat und arbeitet, Gehör zu finden mit irgendwelchen Zweifeln, Kritiken, Ergänzungen oder gar Rekonstruktionsvorschlägen. Und selbst, wenn forschende medizinische Wissenschaftler sich inzwischen der systemtheoretischen Aufklärung geöffnet haben, stecken die einseitigen und engen Vorstellungen noch in den Köpfen vieler anderer, die in

Theorie und Praxis, in Politik und Verwaltung mit der Wissenschaftlichkeit der Medizin zu tun haben.

Es gehört heute zu den Allgemeinplätzen der Wissenschaftstheorie, daß es, insbesondere im Bereich der Biosphäre, der Organismen und des Lebens, Erscheinungen gibt, die sich gerade dann nicht erfassen lassen, wenn man die Horizonte auf bestimmte experimentelle Fragestellungen verengt, bei denen methodologisch notwendig andere Einflußfaktoren und andere Folgen soweit wie möglich ausgeklammert werden müssen.

Das wird besonders deutlich, wenn man sich eben jenes Verfahren vornimmt, von welchem man bei klassisch-naturwissenschaftlichem Verständnis die zuverlässigste und umfassendste Bestätigung einer medizinischen Erkenntnis erwartete: den randomisierten Doppelblindversuch. Normalerweise konzentriert der Experimentator seine Aufmerksamkeit darauf, ob sich für seine Hypothese, also z.B. die Wirksamkeit eines Arzneimittelwirkstoffes, eine statistisch signifikante Bestätigung finden läßt. Das Experiment sagt dann etwas aus über statistisch signifikante Erfolge und vielleicht auch etwas über Nebenwirkungen und Risiken. Mit fast gleicher Berechtigung aber kann man ein Ergebnis, das von einem 100%igen Erfolg abweicht, auch zugleich ganz anders interpretieren und die Fragestellung fast umkehren: das Experiment bestätigt mit entsprechender Signifikanz, daß die Menschen **individuell verschieden** sind und sich auf diese Weise eben gerade nur **bruchstückweise** erfassen lassen.

So lenkt das Experiment die Aufmerksamkeit gerade auf alle jene medizinisch relevanten Eigenschaften der Testpersonen, die statistisch wegnivelliert, also methodologisch unterdrückt und damit auch praktisch verdrängt zu werden drohen. Aufschlußreich ist dann nicht allein, daß die erfragte Wirkung mit einer nicht nur zufälligen Verteilung auftritt, sondern **daß** sie, **bei wem** sie und **warum sie** - trotz sonst gleicher Bedingungen (sofern diese überhaupt herstellbar sind) - **nicht** eintritt! Eine idealtypische experimentelle Medizin erfaßt von dem ganzen Individuum „Mensch" also immer nur statistisch nivellierte Segmente.

Das Vertrauen auf die Schulmedizin und ihre experimentelle Absicherung im randomisierten Doppelblindversuch trägt auch die Gefahr in sich, daß die positive Wirksamkeit z.B. eines Wirkstoffes angesichts der außerordentlich gezielten und verengten Fragestellung genau erfaßt wird, während sich die negativen Wirkungen dem Blick des Experimentators weitgehend entziehen, weil dessen Erwartungen nicht entsprechend fokusierbar sind und weil sich die negativen Wirkungen womöglich über ganze Wirkungsfelder mit Latenz- und Inkubationsphasen schrotschußartig verteilen. Also besteht die Wahrscheinlichkeit, daß eine so experimentell verengte „Medizin" die anvisierten Heilwirkungen überschätzt und die diffusen schädlichen Wirkungen unterschätzt, oder, ökonomisch ausgedrückt, daß der Nutzen experimentell bestätigter Wirksamkeiten überschätzt wird, während zugleich die Fernwirkungen und Kosten einer solchen Medizin unterschätzt werden.

4. Alle diese Überlegungen dürfen nicht falsch verstanden werden: Weder der modernen experimentellen Naturwissenschaft im allgemeinen noch der ihr entsprechenden Schulmedizin werden ihre Berechtigung und ihre ungeheuren Beiträge zum Fortschritt in Erkenntnis und Praxis bestritten. Die Medizin auch und gerade als „Heilkunst" ist heute nicht mehr denkbar ohne alles das, was die experimentelle oder Schul-Medizin leistet. Es geht einzig und allein darum, gewisse Horizontbeschränkungen abzulegen, die aus einer Wissenschaftsepoche herstammen, welche mit der systemischen Aufklärung über die Komplexität vor allem lebender Systeme zuendegegangen ist.

III. Sehr problematisch ist es, wenn in § 2 Abs. 1 S. 3 SGB

V von dem „allgemein anerkannten Stand" der medizinischen Erkenntnisse die Rede ist. Selbst innerhalb der Schulmedizin, wenn sie überhaupt ein so festgefügter Block ist, gibt es Zweifel, die von Zeit zu Zeit allgemein Anerkanntes in Frage stellen, ohne daß die Ärzte schon aufhören, das Erlernte anzuwenden und ohne daß der Gesetzgeber alle von solchen Zweifeln betroffenen Leistungen sogleich hätte ausschließen wollen. Es gibt Kritik, Streit und Auseinandersetzungen wie in jeder lebendigen Wissenschaft, von den Unterschieden und Diskussionen ganz abgesehen, die sich zwischen den verschiedenen Richtungen der medizinischen Erkenntnisse insgesamt ergeben. Es kann sich, habe ich mir sagen lassen, bei dieser Formulierung eigentlich nur um den Ausdruck von Wunschvorstellungen von jemandem handeln, der zwar selbst wenig Ahnung von Forschung, wissenschaftlichem Fortschritt und praktischer Medizin hat, dem aber zufällig Gelegenheit gegeben wurde, seine Illusionen von „allgemein anerkannten" Gewißheiten in Gesetzesform zu gießen.

Natürlich würden sich sowohl die Gesetzesverfasser, die Kosten sparen wollen, als auch die Kassen, die Ärzte und nicht zuletzt die Patienten wünschen, daß alle wesentlichen medizinischen Erkenntnisse „allgemein anerkannt" sind, - daß also die Medizin im wesentlichen fraglos, unstreitig, geklärt, bewährt und über jeden Zweifel erhaben, eben „allgemein anerkannt" sei. Aber Wunschträume sind etwas anderes als die Wirklichkeit, und um mit dem Gesetz zu leben, wird die Praxis wegen dieser mißglückten und überzogenen Formulierung wieder einmal ohne Not gezwungen, den Sinn der Worte „allgemein anerkannt" auf methodologisch fragliche Weise zurechtzubiegen. Deutlicher freilich wäre es, wenn das Bundesverfassungsgericht einmal solche klar unerfüllbaren Anforderungen schlicht für verfassungswidrig erklärte. Andere Gerichte können sich, wenn sie die Vorschrift

137

praktikabel machen wollen, immerhin darauf berufen, daß erstens die Kritik am Entwurf wenigstens im letzten Augenblick dazu geführt hat, den „medizinischen Fortschritt" zu „berücksichtigen", der gefährdet erschien, wenn man nur „allgemein anerkannte" Erkenntnisse hätte gelten lassen, und daß es zweitens zur Korrektur der Formulierung selbst unter Zeitdruck nicht mehr gereicht habe, - sei es aus Vorsicht, sei es aus Angst vor Gesichtsverlust, sei es aus andauernder Befangenheit der Verfasser in Illusionen von einer medizinischen Versorgung, die auf eindeutig-zweifelsfreie Routinen der Behandlung und der Medikation reduziert ist.

Vita

Dr. med. Karl Buchleitner, geb. 1919 in Baden bei Wien
Nach Besuch der dortigen Realschule Abitur 1937. Nach
Kriegsdienst und Gefangenschaft Studium der Philosophie und Geschichte in Innsbruck, anschließend Medizin
in Graz und Tübingen. Seit 1960 als Arzt für Allgemeinme-
dizin in Pforzheim niedergelassen.
1. Vorsitzender der Ärztlichen Aktionsgemeinschaft für
Therapiefreiheit, Gründungs- und Vorstandsmitglied der
Hufelandgesellschaft für Gesamtmedizin.
Angesichts der drohenden Gefahren für die Biologische
Medizin durch Bürokratie und Wissenschaftsdogmatismus wurde die Aktion für Biologische Medizin gegrün-
det. Dr. Buchleitner ist seit Gründung 1. Vorsitzender.